Anaesthesiology and Resuscitation
Anaesthesiologie und Wiederbelebung
Anesthésiologie et Réanimation

29

Editores

Prof. Dr. R. Frey, Mainz · Dr. F. Kern, St. Gallen
Prof. Dr. O. Mayrhofer, Wien

U. Henneberg

Kontrolle der Ventilation in der Neugeborenen- und Säuglingsanaesthesie

Methodik und Messung der respiratorischen CO_2, der Atemstromgeschwindigkeit, des Atemzugvolumens und des Beatmungsdruckes

Mit 25 Abbildungen

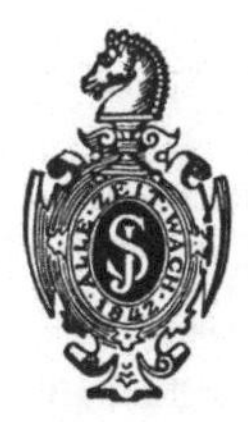

Springer-Verlag Berlin Heidelberg New York 1968

Priv. Doz. Dr. med. Ulrich Henneberg

Institut für Anaesthesiologie der Freien Universität Berlin

Direktor: Prof. Dr. E. Kolb

ISBN-13: 978-3-540-04045-3   e-ISBN-13: 978-3-642-48195-6

DOI:10.1007/978-3-642-48195-6

Titel-Nr. 7385

Geleitwort

Die Anwendung der Muskelrelaxantien in der Anaesthesiologie hat rasch eine weltweite Verbreitung gefunden. Sie heben die Tätigkeit der quergestreiften Muskulatur auf, es muß künstlich beatmet werden. Damit wird es verständlich, daß allen Fragen der künstlichen Beatmung gleich welchen Typs die besondere Aufmerksamkeit der Anaesthesiologen zugewendet ist. Den neuzeitlichen Anaesthesieverfahren sind zwei Ziele gesteckt, nämlich einmal die Schaffung optimaler Operationsbedingungen unter Ausschaltung von Bewußtsein und Schmerzempfindung des Patienten und zum anderen eine qualitativ und quantitativ möglichst optimale Steuerung seiner vitalen Funktionen auch dann, wenn Gefahren von seiten der Grundkrankheit sowie des Eingriffs und der Anaesthesie selbst eintreten oder drohen. Eine wesentliche Rolle bei diesen Bemühungen spielt die Steuerung der Ventilation und des Gasaustausches in der Lunge, sei es, daß der Patient spontan atmet, sei es, daß infolge der Gabe von Muskelrelaxantien oder aufgrund krankhafter Störungen des Respirationssystems eine künstliche Beatmung vorgenommen werden muß. Sie auszurichten nach dem jeweiligen aktuellen Bedarf des Organismus, der nicht selten ständig wechseln kann, kennzeichnet die wissenschaftlichen Bemühungen einer Vielzahl von Anaesthesiologen in den letzten 20 Jahren. Sie haben nicht nur zu einer Reihe von bemerkenswerten Ergebnissen und Erfolgen geführt, sondern auch eine Entwicklung eingeleitet, die dem Anaesthesisten heute nicht allein auf dem Gebiet der Narkosebeatmung sondern auch bei der Not- und Dauerbeatmung eine führende Rolle zuweist. Denn er ist der Arzt, der aus seiner täglichen Berufstätigkeit heraus die größten Erfahrungen mit der künstlichen und spontanen Respiration sammeln kann.

Auf dem Teilgebiet der künstlichen Beatmung beim Erwachsenen und bei größeren Kindern konnten in wenigen Jahren Techniken entwickelt und geprüft werden, die es erlauben, eine gesteuerte, d. h. dem jeweiligen Bedarf stets angepaßte Normoventilation zu gewährleisten. Die besonderen anatomischen und physiologischen Verhältnisse beim *Kleinkind* und vor allem beim *Säugling* haben jedoch bisher einer exakten fortlaufenden quantitativen Beurteilung der wichtigsten Beatmungsgrößen schwer zu überwindende Hindernisse entgegengestellt.

In der vorliegenden Monographie wird zunächst über die bisher bekannten Möglichkeiten zur Prüfung von Atmung und Beatmung beim Säugling und Kleinkind berichtet. Daraus geht hervor, daß es bisher nicht möglich war, unter künstlicher Beatmung zu einer fortlaufenden quantitativ exakten Messung der grundlegenden Ventilationsgrößen und damit auch zu einer echten Kontrolle ihrer Auswirkung zu kommen. Dem Verfasser ist es gelungen, unter Zuhilfenahme der offenen Spirometrie (Pneumotachogramm, integriertes Pneumotachogramm) das Spirogramm während Narkose und Beatmung fortlaufend zu gewinnen. Die zusätzlich angestellte Messung und Registrierung des Beatmungsdruckes schuf die Möglichkeit zur Aufstellung der Druck-Volumen-Beziehungen. Durch die Entwicklung des Fraktionsverfahrens bei der Ultrarotabsorptions-Spectrographie (URAS) zur Messung der respiratorischen CO_2 konnte der Verfasser einen ganz entscheidenden Beitrag zur Beurteilung der Auswirkung der Beatmung und damit die zweite Vorbedingung zu einer echt kontrollierten, gesteuerten künstlichen Normoventilation beim Säugling und Kleinkind liefern.

Durch die Wiedergabe zahlreicher Meßergebnisse wird die klinische Anwendbarkeit der Ventilationskontrolle nachgewiesen. Die Schrift HENNEBERGS zeigt, wie, fundiert auf eingehender Arbeit und ausgedehnten Erfahrungen auf allen Teilgebieten der Anaesthesiologie und der Beatmung, auf einem bestimmten Sektor des Fachs Neuland gewonnen werden konnte, das aufgrund seiner klinischen Bedeutung nicht nur den Anaesthesiologen selbst, sondern auch den Pädiater, den Kinderchirurgen und die perinatale Medizin interessieren dürfte.

Berlin, Januar 1968   E. KOLB

Inhalt

1. Anaesthesie und künstliche Ventilation

Von allen Funktionssystemen des Organismus wird die Ventilation durch die Anaesthesie am nachhaltigsten beeinflußt. Die narkosebedingte Amnesie schaltet auch bei erhaltener Spontanatmung willkürliche Einflüsse ebenso aus wie einen Teil der Eigenregulationen und Schutzreflexe. Die gesteuerte Muskelrelaxation ist in der modernen Anaesthesie zu einem wesentlichen Bestandteil geworden [58, 59, 60, 87]. Eine totale Relaxation der quergestreiften Muskulatur setzt die Möglichkeit zur künstlichen Beatmung voraus. Erst dadurch konnte die Indikation zu therapeutischen und diagnostischen Eingriffen aller operativen Fächer sprunghaft ausgedehnt werden [24, 51, 68, 116, 117, 118, 142, 153, 204, 237]. In der Thorax-, Herz- und Neurochirurgie, besonders bei operativen Eingriffen an Neugeborenen, Säuglingen und Kleinkindern taten sich dadurch neue Möglichkeiten auf [272, 302]. So können heute angeborene schwere Anomalien, wie vor allem Atresien des Intestinaltraktes, unmittelbar postnatal korrigiert werden [56, 73, 80, 214, 294, 315, 353, 384, 400].

Eine längere Muskelrelaxation setzt aber neben einer endotrachealen Intubation eine suffiziente künstliche Beatmung voraus mit möglichst exakter Steuerbarkeit aller Grundgrößen (Gaspartialdrucke, Atemfrequenz, Atemminutenvolumen, Atemstromgeschwindigkeit, In- und Exspirationsdruck sowie Atemzeitquotient). Voraussetzung für die Steuerbarkeit wiederum ist die Kenntnis der Ventilationsgrößen zu jedem Zeitpunkt der Narkose und eine möglichst kontinuierliche Kontrolle über die Wirksamkeit der künstlichen Beatmung. Unter Anaesthesie liegen keine Grundumsatzbedingungen vor. Vielmehr ist der Stoffwechsel und damit der Ventilationsbedarf intraoperativ abhängig von der Wechselwirkung zwischen Grundkrankheit, der Art, Größe und Phase des Eingriffs, und der Tiefe der Narkose auf den Organismus. Diesen Bedingungen, die sich ständig ändern können, muß die künstliche Beatmung fortlaufend angepaßt werden [50, 262, 340, 368, 405].

Die Lungenfunktionsdiagnostik liefert uns Normalwerte unter definierten Grundumsatz- bzw. Arbeitsbedingungen über einen kurzen Zeitabschnitt bei erhaltener Spontanatmung. Es ist somit verständlich, daß die dort bewährte Methodik den bei der Anaesthesie und Operation vorliegenden Verhältnissen nicht gerecht werden kann. Zur Kontrolle einer künstlichen Beatmung unter den Bedingungen der Anaesthesie und Operation müssen neue Methoden zur Anwendung kommen, die zum großen Teil von den Verfahren der Lungenfunktionsdiagnostik abweichen. Für den Erwachsenen war die Lösung dieses Problems noch relativ leicht. Beim Neugeborenen, Säugling und Kleinkind sind wir auf Grund meßtechnischer Schwierigkeiten bisher allein auf indirekte klinische, Anhaltspunkte angewiesen wie Pulsfrequenz, Hautfarbe, Thoraxexkursionen, welche jedoch nur gröbste Hinweise für die Wirksamkeit einer künstlichen Beatmung liefern [73, 123, 221, 315, 350, 352, 353, 384].

Die vorliegende Arbeit berichtet über die Neuentwicklung und Anwendung von Meßverfahren, durch die es erstmalig möglich wird, folgende Respirationsgrößen bei Neugeborenen, Säuglingen und Kleinkindern unter den Bedingungen von Operation und Narkose mit Muskelrelaxation und künstlicher Beatmung in jedem Falle und fortlaufend mit hinreichender Sicherheit ohne Beeinträchtigung des Patienten, der Narkose und des Operationsverlaufes zu bestimmen:

1. Atemzugvolumen, 2. Atemminutenvolumen, 3. Beatmungsdruck und 4. inspiratorische und exspiratorische CO_2.

Hierdurch wurde erstmalig eine direkte, quantitativ und kontinuierliche Beurteilung der Narkosebeatmung auch bei Patienten dieses Lebensalters möglich und damit ein weiterer Schritt zur exakten Steuerbarkeit der Beatmung getan. Die Ergebnisse der Anwendung dieser Meßverfahren an 20 Patienten verschiedener Altersgruppen mit großen, zum Teil mehrstündigen Operationen haben zu einer Reihe von neuen Einblicken geführt, die ebenfalls mitgeteilt werden.

2. Ventilationsgrößen bei gesunden Neugeborenen, Säuglingen und Kleinkindern

Die Besonderheiten der Säuglingsanaesthesie ergeben sich in erster Linie aus der Physiologie der kindlichen Lungenfunktion, die in wesentlichen Größen von der des Erwachsenen abweicht [16, 66, 86, 100, 124, 155, 325, 351].

Bei der Unterteilung in Neugeborene, Säuglinge und Kleinkinder bedienen wir uns der in der Pädiatrie üblichen Abgrenzungen [124, 404]: Die Neugeborenenperiode umfaßt das Lebensalter von Null bis 14 Tage (1. Phase), die Säuglingsperiode wird vielfach in zwei weitere Phasen unterteilt, nämlich in die 2. Phase vom 14. Tag bis zur 12. Woche, und in die 3. Phase, die das 2. Lebensvierteljahr umfaßt. Diese Einteilung berücksichtigt vor allem die Ab- und Aufbauvorgänge der Erythrocyten [100] und spiegelt damit die Anpassung an die wechselnden Umweltfaktoren wider.

Nur wenige Funktionswerte stimmen mit denen beim Erwachsenen überein (Tab. 1). Es sind dies a) das Atemäquivalent $V_T : \dot{V}_{O_2}$, das beim Erwachsenen mit 22–25 ml Ventilation pro ml O_2-Aufnahme beträgt [64, 308, 340] und beim Neugeborenen um 23 ml Ventilation pro ml O_2-Aufnahme schwankt [287]. Dabei ist es gleichgültig, ob die Gesamt-O_2-Aufnahme wie beim Neugeborenen zwischen 10 und 30 ml/min oder wie beim Erwachsenen zwischen 200 und 2500 ml O_2/min schwankt;

Tabelle 1. *Verwendete Symbole und Abkürzungen* [64, 293, 309]

V_T	= Atemzugvolumen	(ml)
V_D	= Totraumvolumen	(ml)
VK	= Vitalkapazität	(ml)
VRK	= funktionelle Residualkapazität	(ml)
$\dot{V}_A$	= alveoläre Ventilation	(ml/min)
$\dot{V}_D$	= Totraumventilation	(ml/min)
$\dot{V}_E$	= Atemminutenvolumen (AMV)	(ml/min)
P_{AO_2}	= alveoläre O_2-Spannung	(mmHg)
P_{aO_2}	= arterielle O_2-Spannung	(mmHg)
P_{ACO_2}	= alveoläre CO_2-Spannung	(mmHg)
P_{aCO_2}	= arterielle CO_2-Spannung	(mmHg)
P_{ICO_2}	= inspiratorische CO_2-Spannung	(mmHg)
F_{ACO_2}	= CO_2-Gehalt der Alveolarluft	(Vol.-%)
F_{ICO_2}	= CO_2-Gehalt der Inspirationsluft	(Vol.-%)
$\dot{V}_{CO_2}$	= CO_2-Ausscheidung	(ml/min)
$\dot{V}_{O_2}$	= O_2-Aufnahme	(ml/min)
$\dot{F}$	= Frischgasstrom	(l/min)
STPD	= Normalverhältnisse (0 °C 760 mmHg, trocken)	
BTPS	= Körperverhältnisse (37 °C, Barometerstand, gesättigt)	
ATPS	= Meßverhältnisse (Zimmertemperatur, Barometerstand, gesättigt)	

b) der respiratorische Quotient $\dot{V}_{CO_2} : \dot{V}_{O_2}$ liegt beim Neugeborenen wie beim Erwachsenen unter Grundumsatzbedingungen bei 0,8 [155, 287, 308]; c) der Totraumanteil am Atemzugvolumen. Der Quotient $\frac{V_D}{V_T}$ hat bei allen Gesunden unabhängig vom Alter den Wert 0,3.

Neben diesen gleichen Größen sind weitere Werte mit denen des Erwachsenen gleich, wenn sie auf das Körpergewicht oder die Körpergröße bezogen werden. So liegt die funktionelle Residualkapazität (FRK) pro Kilogramm sowohl bei einem Neugeborenen von 30 min Lebensalter wie beim Erwachsenen bei 22 ml/kg Körpergewicht [57, 205, 374].

Andere Werte wie das Residualvolumen (RV), die Vitalkapazität (VK) und die Totalkapazität (TK) verhalten sich in allen Lebensaltern proportional, wenn sie auf das Körpergewicht, vor allem aber auf die Körpergröße bezogen werden [178]. Der anatomische Totraum (V_D) ist in klassischer

Weise direkt proportional der Körpergröße und nur annähernd proportional dem Körpergewicht [65, 268, 387]. Die Größe des anatomischen Totraums beträgt beim Neugeborenen 4,4–9,2 ml und schwankt um den Mittelwert von 5 ml [268, 269, 387].

Die folgenden Werte weichen dagegen nicht nur absolut, sondern auch relativ erheblich ab. Der Sauerstoffverbrauch liegt entsprechend dem wesentlich höheren Stoffwechsel bei 6,0–6,7 ml/min/kg Körpergewicht (bei 5,1 ml/min/kg CO_2) [67, 186, 268, 287, 305, 380], wogegen die Vergleichswerte beim Erwachsenen bei 3–4 ml/min/kg Körpergewicht liegen [64, 367].

Der auffälligste Unterschied einer Atemgröße besteht in der hohen Atemfrequenz. Sie kann zwischen 20 und 120 schwanken [65, 154, 211, 243, 299, 351] und liegt bei einem Mittelwert von 34/min [252] beim Neugeborenen und jungen Säugling. Diese hohen Atemfrequenzen können zudem irregulär in Perioden verlaufen, wobei die Empfindlichkeit des Atemzentrums keineswegs vermindert ist [31, 72, 226]. Die Höhe der Atemfrequenz wird beim Säugling und Neugeborenen mit folgenden Zusammenhängen erklärt: Die Atemarbeit allein gegen elastischen Widerstand fällt mit ansteigender Atemfrequenz (von 10–30/min) zunächst sehr schnell, dann langsamer von 2000 g · cm/min auf 800 g · cm/min bei 60/min ab [67]. Der Strömungswiderstand steigt jedoch mit der Frequenz linear an. Die Gesamtarbeit fällt demnach zunächst deutlich ab, erreicht bei einer Frequenz von 37/min ihr Minimum (1350 g · cm/min) und steigt mit zunehmender Frequenz (bei 60/min 1450 g · cm/min) langsam wieder an. Beim Erwachsenen liegt die Gesamtarbeit der Atmung weit über 2000 g · cm/min und hat ihr schmales Minimum bei einer Frequenz zwischen 12 und 14/min.

Da also der elastische Widerstand bei niedriger Frequenz hoch liegt und der Strömungswiderstand nur langsam mit der Frequenz steigt, wird die Atemfrequenz so einreguliert, daß die von der Atemmuskulatur geforderte Leistung zur Erfüllung der notwendigen alveolären Ventilation minimal gehalten wird [66, 291, 351]. Die Zunahme des elastischen Widerstandes mit niedrigen Frequenzen ist besonders beim Neugeborenen sehr hoch. Dies wird zum Teil dadurch erklärt, daß die Compliance beim gesunden Säugling relativ niedrig liegt [13, 82, 122, 202], d. h. daß nur 5 ml/cm H_2O Beatmungsdruck ventiliert werden. Diese bei Atemmittellage bestimmte niedrige Compliance fällt weiter in beiden Extremen der Lungenfüllung ab. Die kollabierte oder die geblähte Lunge benötigt einen viel höheren Druck zur Ventilation als eine in Mittelstellung entfaltete [126, 127, 128, 251]. Entsprechend dieser niedrigen Compliance liegt die Resistance entsprechend hoch, nämlich zwischen 7 und 130 cm H_2O/l/sec bei einem Mittelwert um 37 cm H_2O/l/sec [299, 300]. Die Resistance beim Erwachsenen schwankt zwischen 0,6 und 2,4 cm H_2O/l/sec.

Auch die arteriellen Blutgase bei Neugeborenen und Säuglingen weichen gegenüber den Erwachsenenwerten deutlich ab [49, 270, 314, 330, 403]. Sowohl der O_2-Druck als auch die O_2-Sättigung liegen bei ohnehin verminderter O_2-Kapazität im ersten Trimenon niedriger. Der verminderte O_2-Druck ist einer vergrößerten alveolär/arteriellen O_2-Differenz gleichzusetzen, die ihre Ursache vor allem in Verteilungsstörungen hat [287, 314]. Diffusionsstörungen sind dagegen nur bei Neugeborenen in den ersten Monaten gemessen worden [39, 402]. Der verminderte arterielle CO_2-Druck, der in den ersten Lebensmonaten von 39 mmHg (1. Lebensstunden) auf 32 mmHg im 6. Monat) abfällt, ist Ausdruck der vermehrten alveolären Ventilation. Da diese erhöhte alveoläre Ventilation nicht zu einer Zunahme des arteriellen O_2-Druckes führt, wird eine Stimulierung des Atemzentrums vorwiegend von den Chemorezeptoren angenommen [330], zumal eine erhöhte Sensibilität für CO_2 nicht vorzuliegen scheint [379].

In der Anaesthesie werden die Besonderheiten der kindlichen Lungenfunktion zu berücksichtigen sein [16, 42, 66, 110, 123, 216, 221, 295, 316, 370, 385, 398, 407]. Die alveoläre Ventilation des normalen Neugeborenen liegt bei einer Frequenz von 35/min sowie einem Atemminutenvolumen ($\dot{V}_E$) von 525 und einem konstanten Verhältnis $VT:VD$ von 0,3 bei 350 ml [268]. Die alveoläre Ventilation wird immer dann richtig eingestellt sein, wenn eine alveoläre F_{ACO_2} von 4,5 Vol.-% $= 35$ mmHg P_{ACO_2} resultiert. Ist eine Erhöhung der alveolären Ventilation erforderlich, wird zunächst eine Frequenzerhöhung anzustreben sein, um eine Überdehnung bei Volumenzunahme zu vermeiden. Die gleichzeitige Erhöhung der Totraumventilation spielt bei Fehlen restriktiver Funktionseinschränkung ante operationem nicht die Rolle wie beim Erwachsenen [255, 291]. Die hohen Werte für den Atemwegwiderstand beim Neugeborenen und Säugling zwingen jedoch zur Vermeidung jeglicher zusätzlicher Einengung der Atemwege [66, 67, 300].

Prinzipielle Unterschiede zwischen der Narkose mit erhaltener Spontanatmung und der mit Relaxation und künstlicher Beatmung bestehen bei den Bestrebungen, die bei gesunden Kindern gefundenen optimalen Parameter kontinuierlich anzustreben, nicht. Eine Einschränkung der alveolären Ventilation durch narkosebedingte zentrale oder periphere Atemdepression wie auch durch Einengung der Atemwege entzieht sich in gleicher Weise jeder Möglichkeit zur Selbstregulierung wie bei Relaxation mit undefinierten Ventilationsgrößen [96, 115, 407, 413].

Eine fortlaufende und gleichzeitige Kontrolle der alveolären Ventilation, der inspiratorischen und exspiratorischen CO_2, des Pneumotachgramms, des integrierten Pneumotachogramms und des Beatmungsdruckes war bisher bei Neugeborenen, Säuglingen und Kleinkindern nur in einzelnen Werten und in Stichproben möglich [31, 145, 147, 150, 152, 236, 274, 284, 399, 406].

3. Probleme der Messung einzelner Atemgrößen bei Erwachsenen, beim Neugeborenen und Säugling während der Anaesthesie

Die Kleinheit aller Quantitäten, die Physiologie und Pathophysiologie von Lungen- und Kreislauffunktion des Neugeborenen und des Säuglings bedingen eine Änderung von Instrumenten, Dosierungen und Meßmethoden, die nicht allein eine Verkleinerung des Erwachsenenmaßstabes darstellt [123, 413]. Zur intra- und postoperativen Messung einzelner Atemgrößen bot sich zunächst als einfachster Weg jener an, die Erfahrungen und Methodiken der Erwachsenenanaesthesie in verkleinertem Maßstabe anzuwenden, wie es vielfach auch praktiziert wird [316, 353, 384]. In der Gegenüberstellung von kindlicher Lungenphysiologie und der Methodik der Erwachsenenmessung wird verständlich werden, daß zur intra- und postoperativen Messung neue Wege gefunden werden mußten.

Die Atemfrequenz ist die eindrucksvollste und am leichtesten zu messende Größe jeder Atemfunktion. Die Atemfrequenzen dienen dem Anaesthesisten bei erhaltener Spontanatmung u. a. zur Erkennung der Narkosetiefe. Da die Atemfrequenz beim Säugling, besonders aber beim Neugeborenen, in breiten Grenzen (s. S. 4) und oft mit periodischem Verlauf schwankt, werden kurzfristige Messungen über ¼ oder ½ min zu ungenau werden. Die kontinuierliche Registrierung der Atemfrequenz, die die Messung über größere Zeitabstände ermöglicht, hat sich wegen des erheblichen technischen Aufwandes nicht gelohnt. Bei der Messung zahlreicher anderer Größen wird die Frequenz miterfaßt.

Das Atemzugvolumen (V_T) ist beim Erwachsenen ebenfalls eine leicht zu messende Größe. Es läßt sich präoperativ in der geschlossenen oder offenen Spirometrie [7, 20, 47, 64, 160, 180, 184, 229, 297] mit großer Genauigkeit bestimmen. Intraoperativ ist eine Messung in der geschlossenen Spirometrie mit technischen Schwierigkeiten belastet, bei der Notwendigkeit zur künstlichen Beatmung sogar unmöglich [98, 191]. Zur routinemäßigen intraoperativen Kontrolle des Atemzugvolumens hat sich in der Anaesthesie die Anwendung trockener Gasuhren bewährt, die direkt in den Exspirationsweg des Narkosesystems eingeschaltet werden (Volumeter nach Dräger, Wright, Parkinson) [241, 377]. Für die Säuglingsanaesthesie kommen diese Gasuhren nicht in Frage, weil 1. ihre Genauigkeit mit dem Durchströmungsvolumen stark nachläßt, 2. der Atemwiderstand zu hoch und 3. das Eigenvolumen zu groß ist. Das integrierte Pneumotachogramm als offene Spirometrie hat sich in den letzten Jahren in der Lungenfunktionsdiagnostik [35, 105, 106, 107, 139, 140, 158, 159, 189, 301, 304, 349] weitgehend durchgesetzt. Die Zusammensetzung der

Tabelle 2. *Normalwerte von Neugeborenen, Säuglingen, Kleinkindern und Erwachsenen*

Größe	Symbol	Einheit	Neugeborene 0–14 Tage	Säuglinge 2–12 Woch.	Kleinkinder 12 Wo. bis 4 Jahre	Erwachsene 21 Jahre	Literatur
Sauerstoff-aufnahme	$\dot{V}_{O_2}$	ml/kg/min	6,2	5,8	—	4,0	OLIVER und KARLBERG [287]
Atemäquivalent	$\dfrac{\dot{V}_E}{\dot{V}_{O_2}}$	ml/ml O_2	23	22	23	23	RACKOW [308] COMROE [64]
Atemfrequenz	f	n/min	35	27	22	12	COOK [65]
anatomischer Totraum	V_D	ml	5	7,5	21	155	NELSON [268] COKK [67, 68] MEAD [252]
Atemzug-volumen	V_T	ml	15	20	80	500	COOK [66] COMROE [64]
Totraumanteil	$\dfrac{V_T}{V_D}$	—	0,3	0,3	0,3	0,3	RACKOW [308]
Atemminuten-volumen	$\dot{V}_E$	ml/min	525	550	1800	6000	COOK [65] ROBERTS and PLEASE [334]
Alveoläre Ventilation	$\dot{V}_A$	ml/min	350	380	1250	4100	COOK [66] NELSON [268]
funktionelle Residual-kapazität	FRK	ml	70	75	260	2700	KLAUS [205] COOK [65]
Vitalkapazität	VK	ml	80	100	500	4000 bis 6000	COMROE [64] SUTHERLAND u. RATCLIFF [361]
Compliance	C_L	ml/cm H_2O	5	10	16	100	COMROE [64] GEUBELL [122] DRORBAUGH [81]
Resistance	R_L	cm H_2O/ l/sec	37	29	20	0,6 bis 2,4	SWYER [363] POLGAR [300] COOK [67] COMROE [64]

Inspirationsluft kann dabei variiert werden, zusätzliche Stenosen, eine Vergrößerung des Totraumes und eine Erhöhung des Atemwiderstandes fallen fort [44, 47, 289]. Wesentlich für die Anaesthesie ist ferner der Vorteil, daß eine Volumenmessung völlig unabhängig von dem inspiratorischen oder exspiratorischen Druck einer künstlichen Beatmung erfolgen kann. Die elektronische Integrierung hat die zeitraubende und weniger präzise graphische Methode abgelöst, so daß sich die intraoperative, fortlaufende Messung wesentlich vereinfachte [47, 187, 236]. Aus diesen Gründen haben wir die Pneumotachographie und ihre Integration in die Säuglingsanaesthesie eingeführt. Kleine Meßköpfe gestatten es, auch bei kleineren Volumina mit ausreichender Genauigkeit exakte Messungen durchzuführen, ohne dabei den zu messenden Vorgang zu beeinträchtigen.

Das Produkt aus Atemfrequenz (f) und Atemzugvolumen (V_T) ergibt das Atemminutenvolumen ($\dot{V}_E$). Der effektive Anteil dieses Zeitvolumens wird ausschließlich von der alveolären Ventilation ($\dot{V}_A$) gebildet, die sich aus der Differenz von Atemzugvolumen (V_T) minus Totraum (V_D) mal Frequenz ergibt.

Da die Gesamtmenge der ausgeschiedenen CO_2 (AMV · exspiratorische Vol.-% CO_2) gleich der Menge CO_2 in den Alveolen ($V_A \cdot F_{ACO_2}$) sein muß [64, 176, 337], berechnet sich die alveoläre Ventilation nach der Formel:

$$\dot{V}_A = \frac{\dot{V}_E \cdot F_{ECO_2}}{F_{ACO_2}}$$

Bei konstantem Stoffwechsel, gleichbleibendem CO_2-Angebot und CO_2-freier Inspirationsluft ist die alveoläre Ventilation annähernd umgekehrt proportional der alveolären CO_2-Konzentration [183, 218, 281, 343, 367, 409]. So ist die fortlaufende Messung der alveolären = endexspiratorischen CO_2 eine zentrale Größe in der künstlichen Ventilation geworden [297, 323, 335, 336, 372, 377]. Viele Meßmethoden der alveolären CO_2 konnten in den klinischen Betrieb nicht übernommen werden, weil sie zu kompliziert [29, 62, 130, 153], zu umfangreich [144, 207, 234, 310], zu empfindlich [109, 263, 264, 288, 332] sind oder eine zu große Latenz haben [277, 373, 390]. Eine alveoläre CO_2 kann allgemein nur dann erfaßt werden, wenn die Meßmethode eine getrennte Analyse der letzten Anteile der Exspirationsluft erlaubt.

Mit der Einführung des Ultrarot-Absorptionsverfahrens zur latenzarmen Analyse der CO_2 in der Atemluft [38, 84, 85, 112, 113, 132, 235] in die Lungenfunktionsdiagnostik [26, 83, 129, 131, 133, 134, 165, 249] und in die Anaesthesie [9, 10, 69, 165, 177, 199, 225, 279, 311, 312, 345, 347, 386, 393] war eine Messung der letzten Milliliter Exspirationsluft und damit wesentliche Einblicke in den alveolären Gasaustausch möglich geworden [74, 93, 94, 95, 103, 111, 119, 120, 136, 143, 246, 247, 248, 253, 318, 331, 396]. In der Erwachsenen-Anaesthesie hat sich der URAS M als Routinemessung der Respirationskontrolle durchgesetzt [143, 177, 199, 281]. Eine Messung beim Neugeborenen und Säugling stößt jedoch auf erhebliche Schwierigkeiten, wie wir kürzlich darstellen konnten [169, 170]. Wir haben eine neue Meßmethode entwickelt, die auch bei Patienten dieses Lebensalters eine genaue und zuverlässige CO_2-Kontrolle in der Respirationsluft zuläßt [378].

Die arteriellen oder zentral-venösen Blutgaswerte sind uns bei allen differenzierten Beatmungsfragen unentbehrlich geworden. Es mag sein, daß die Punktion der Femoral- oder Brachialarterie auch bei Neugeborenen und Säuglingen [330, 402, 403] ungefährlicher ist, als wir es uns vorstellen. Zu einer kontinuierlichen Meßmethode wird sich diese Punktion bei den kleinen Patienten schwerlich entwickeln lassen. Nur in seltenen Fällen haben wir Gelegenheit, aus einem Katheter in der Cava superior zentral-venöses Blut analysieren zu können. Auch Mikromethoden haben sich zur Bestimmung des P_{CO_2} und P_{O_2} als unzuverlässig erwiesen. Darüber hinaus haftet diesen Methoden eine erhebliche Latenzzeit an, so daß die in der Anaesthesie schnell wechselnden Vorgänge nicht erfaßt werden können [5, 11].

Der Beatmungsdruck schließlich spielt bei allen Fragen der Atemmechanik ebenfalls eine wichtige Rolle [6, 41, 46, 102]. Die Compliance (C_L) hat auch in der Anaesthesie an Bedeutung gewonnen [90, 126, 127, 128, 273, 329, 339]. Die Möglichkeit zur gleichzeitigen Registrierung von Volumenwerten z. B. über das integrierte Pneumotachogramm und die entsprechenden Druckwerte im Oesophagus, im Trachelbaum oder im Respirator haben neue Fragestellungen eröffnet [52, 53, 54, 173, 215, 239, 240, 276, 313, 333, 376, 412].

Zur Routinekontrolle des Beatmungsdruckes haben sich in der Anaesthesie einfache Kapselmanometer bewährt, wie sie an jedem Narkoseapparat zu finden sind. Sie hatten mit allen mechanischen Manometern den Nachteil, bei hohen Atemfrequenzen eine zu große Trägheit zu besitzen und damit die reellen Spitzenwerte nicht zu erfassen. Zur Registrierung eignen sich daher nur elektrische Manometer mit entsprechenden Rezeptoren auf der Basis der Kapazitäts- oder Widerstandsänderung [20].

4. Das Pneumotachogramm

Bei der Pneumotachographie wird die Druckdifferenz an zwei Punkten eines durchströmten Rohres gemessen. Diese Druckdifferenz ist bei laminarer Durchströmung eine lineare Funktion der Durchströmungsgeschwindigkeit (Poiseuille'sches Gesetz).

$$\dot{V} = \frac{8 \cdot l \cdot N}{P \cdot r^4}$$

l = Rohrlänge in cm,

r = Radius in cm,

P = Druckdifferenz in dyn/cm^2,

N = Viskositätskonstante in $dyn \cdot sec/cm^2$ = Poise (P),

$\dot{V}$ = Durchströmungsgeschwindigkeit in ml/sec.

Bei gegebenen Rohrabmessungen können r^4 und l zu K zusammengefaßt werden, so daß sich

$$\dot{V} = \frac{P \cdot K}{N}$$

ergibt, d. h. die Durchströmungsgeschwindigkeit ist proportional der Druckdifferenz und umgekehrt proportional der Viscosität. Daraus ergibt sich die Notwendigkeit, für jedes Rohr mit den in Frage kommenden

Tabelle 3

Gas, Gasgemisch bzw. Dampf	Viscosität in cP (Centipoise) bei 20 °C	bei 37 °C	Verhältnis zu Luft bei 37 °C
Sauerstoff O_2	0,02022	0,02115	1,14
Luft	0,01819	0,01888	1,0
Kohlensäure CO_2	0,0147	0,01541	0,81
Lachgas N_2O	0,01456	0,01528	0,80
Wasserdampf H_2O	0,00973	0,0104	0,55

(aus LANDOLT, H. und R. BÖRNSTEIN unter Verwendung der Berechnungsformel nach SUTHERLAND).

Gasgemischen eine Eichmessung aufzustellen, da die Druckdifferenz bei gleichbleibender Durchströmung mit der Viscosität N ansteigt [238, 399]. Die Viscosität der hier interessierenden Gase nimmt vom Lachgas (0,0146) – jeweils bei 20° – über CO_2 (0,0147), Luft (0,018) und Sauerstoff (0,020) zu (Tab. 3) [219]. Bei reiner Sauerstoffdurchströmung ist also die Druckdifferenz bei gleicher Durchströmung größer, beim Lachgas dagegen geringer.

Die Fleischschen Pneumotachographieköpfe liegen in 7 verschiedenen Größen vor, so daß eine Anpassung an die jeweilige, meist altersabhängige mittlere Atemgeschwindigkeit möglich und eine exakte Messung sowohl hoher als auch kleiner Durchströmungsgeschwindigkeiten gewährleistet ist. Der Atemwiderstand ist bei Verwendung des altersentsprechenden Kopfes äußerst gering.

Auch das Eigenvolumen ist im Vergleich zu Gasuhren und Spirometersystemen minimal (Tab. 4). Diese Vorteile überwiegen die Nachteile, die sich durch die Notwendigkeit zur Verwendung von Elektromanometern, Trägerfrequenzverstärkern und RC-Integratoren mit angepaßten Registrierverstärkern ergibt.

Die von FLEISCH entwickelten Pneumotachographieköpfe sind so konstruiert, daß bei den in Frage kommenden Durchströmungsgeschwindigkeiten 1. eine laminare Strömung weitgehend erhalten bleibt, 2. eine wesentliche Stenose durch die Lamellen nicht auftritt, 3. eine Kondensierung von Wasser aus der Exspirationsluft durch eine Mantelwärmung verhindert und 4. die Druckdifferenz 10 mm H_2O innerhalb der Geschwindigkeitsgrenzen nicht überschritten wird. In Tab. 4 sind die hier interessierenden Fleischschen Köpfe aufgeführt, die im Handel sind.

Tabelle 4

Größe (Fleisch)	∅ mm	Totraum in ml	$\dot{V}$ (Luft) in l/min bei einem dP von: 1 mm	5 mm H_2O	10 mm	Verwendungsalter
1	15	15	8,76	43,9	81,5	bis 10 Jahre
0	10	4,7	2,56	12,8	24,4	2–10 Jahre
00	6	1,7	0,66	3,29	6,35	10. Tag–2 Jahre
000	6	1,7	0,42	2,11	4,05	0–10. Tag
0000	6	1,7	0,15	0,74	1,40	(evtl. Frühgeborene)

Die Größen 2 (40 ml Eigenvolumen) und 3 (92 ml) kommen lediglich bei ergospirometrischen Untersuchungen beim Erwachsenen in Frage.

Für unsere Messungen reichen die Köpfe 00 und 0 aus, da die bei gesunden Neugeborenen und Säuglingen gemessenen maximalen Inspirations- und Exspirationsgeschwindigkeiten [151, 201] gut im Meßbereich dieser Köpfe liegen (Abb. 1).

Als Differentialdruckmanometer stand uns das neue Elektromanometer der Firma Elema Schönander zur Verfügung. Der Ganzmetall-Differentialdruckrezeptor mit einem Meßbereich von 0–15 mm H_2O hat ein Eigeninnenvolumen von $2 \times 0,3$ ccm. Dieser Rezeptor war mit dem Elektromanometer EMT 31 gekoppelt, das als Moduleinheit vorlag und mit dem RC-Integrator EMT 41 gekoppelt war. Der Ausgang dieser beiden Einheiten lief über eine dritte Einheit EMT 40, von der der Differentialdruck und die integrierte Funktion getrennt abgenommen werden konnten. Zusammen mit dem Netzteil EMT 90 waren sämtliche Geräte im Gehäuse EMT 91 vereinigt (Abb. 2). Von den 6 zur Verfügung stehenden Empfindlichkeitsbereichen des Elektromanometers (10, 20, 50, 100, 200 und 300 mmHg) wählten wir die Empfindlichkeit 100, bei der der Ausschlag des Zeigerinstrumentes auf 50 mmHg einem Differenzdruck von 5 mm H_2O entsprach. Zur

Empfindlichkeitseinstellung existierte weiterhin ein Feinregler, ein Knopf für die Nullpunktregulierung und eine Eichtaste. Am RC-Integrator befand sich eine Einstellmöglichkeit für die Zeitkonstante von 5, 10, 20, 40 und 60 sec. Über eine Blocktaste konnte der Integrator entladen werden.

Die Eichung des Differentialdruckes erfolgte mit Hilfe eines Schrägrohrmanometers, das mit alkoholischer Meßflüssigkeit (spezifisches Gewicht 0,850) gefüllt und über Dreiwegehähne an den Differentialdruckrezeptor angeschlossen war (Abb. 3).

Der absolute und der elektrische Nullpunkt des Elektromanometers war nach einer Betriebszeit von mindestens 30 min konstant.

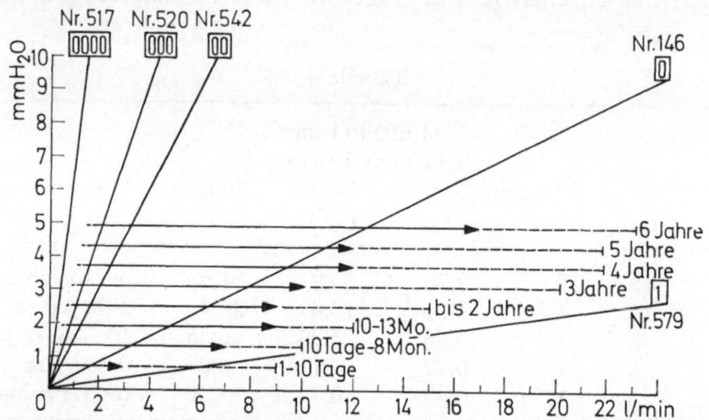

Abb. 1. Meßbereich einzelner Pneumotachographie-Köpfe. Darin sind die von HAHN und BLÖMER an gesunden Kindern ermittelten maximalen Inspirationsgeschwindigkeiten eingezeichnet. Werden Differenzdrucke unter 5 mm H_2O angestrebt, so wird sich bei Kindern bis zu 10 Lebenstagen der Kopf 00, bei Kindern bis zu 2 Jahren der Kopf 0 anbieten

Die Eichkurven für verschiedene Meßköpfe mit verschiedenen Gasgemischen gibt die Abb. 4 wieder. Diese Eichkurven wurden in der Art gewonnen, daß in einem konstanten Gasstrom über ein Rotameter jene Menge eines Gasgemisches gemessen wurde, die pro Zeiteinheit über den Pneumotachographiekopf in eine geeichte Spirometerglocke einströmte. Der während dieser Durchströmung auftretende Differentialdruck wurde am Schrägrohrmanometer abgelesen und zusammen mit der ermittelten Durchströmungsgeschwindigkeit in diese Kurve eingetragen. Bei allen 3 Meßköpfen liegen die Werte für eine Luftdurchströmung und für verschiedene Sauerstoff-Lachgas-Gemische nahe beieinander. Lediglich reiner Sauerstoff und reines Lachgas weichen aus dem Streubereich ab, so daß bei reiner Sauerstoffatmung die gefundenen Geschwindigkeiten im Spitzenbereich etwas niedriger liegen als bei entsprechenden Luftgeschwindigkeiten. Diese Eichmessungen wurden bei 20° C Zimmertemperatur und 755 mmHg Barometerdruck gemessen. Die Gasgemische

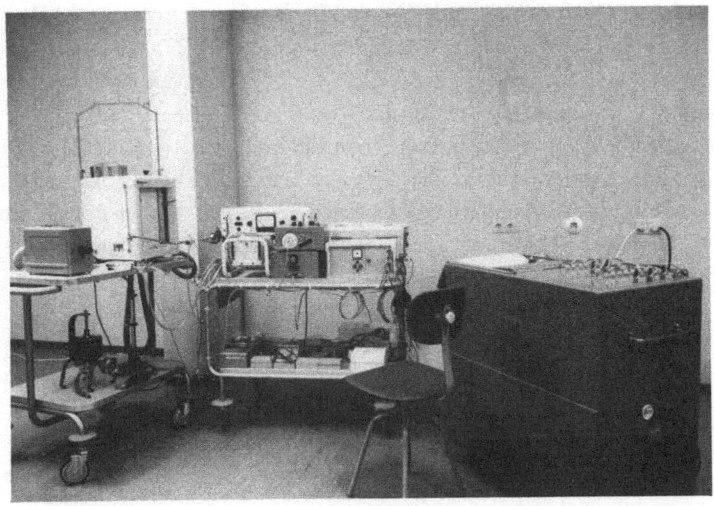

Abb. 2. Übersicht über die Versuchsanordnung. Rechts das Registriergerät Physioscript (Fa. Schwarzer) mit sieben Kanälen, Schreibsystemen und Vorverstärkern. In der Mitte der Wagen mit den Receptoren, Vorverstärkern und gemeinsamen Netzanschlüssen. Auf der oberen Plattform stehen rechts das Elektromanometer und der RC-Integrator (Fa. Elema), dahinter das Hellige-Manometer für den Beatmungsdruck; in der Mitte der Analysensammler mit Kontaktgeber und Relais; links vorn der URAS-Analysator, dahinter Vorverstärker, Membranpumpe und Anzeigegerät der URAS-Einheit (Fa. Hartmann & Braun). Auf der unteren Plattform befinden sich die Pneumotachographie-Meßköpfe mit Konnektionsstücken und weiterem Zubehör. Auf dem Wagen links das Spirometer (Exspirograph der Fa. Godart). Davor im Blechkasten verkleidet der 1-Liter-Eichzylinder und daneben die 100-ml-Eichspritze, die in Abb. 6 nochmals dargestellt ist

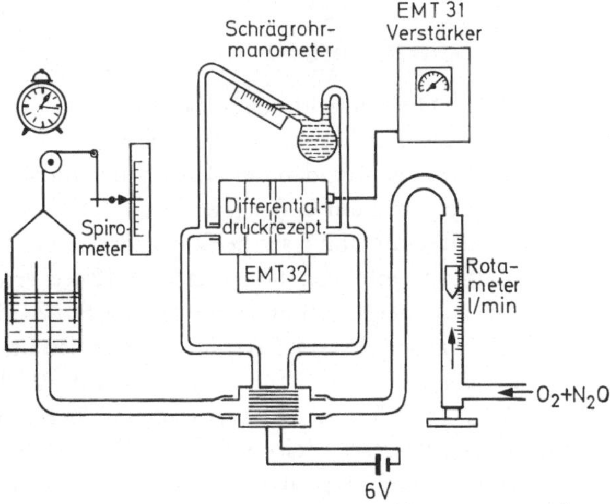

Abb. 3. Schema der Anordnung zur Eichung der Pneumotachographie-Köpfe

stammten aus Gasflaschen und sind somit als trocken anzusehen. Es liegen hier also weder die klassischen Meßverhältnisse (ATPS) vor noch Normalverhältnisse (STPD). Auf die notwendigen Korrekturfaktoren wird bei der Eichung des integrierten Pneumotachogramms eingegangen.

Der lineare Anstieg des Schrägrohrmanometers wurde auf das Anzeigegerät des Elektromanometers bei obiger Empfindlichkeitseinstellung übertragen. Die Eichtaste stellten wir so ein, daß ihr Ausschlag von 50 mmHg auf dem Anzeigeinstrument mit dem Differenzdruck von 5 mm H_2O zusammenfiel.

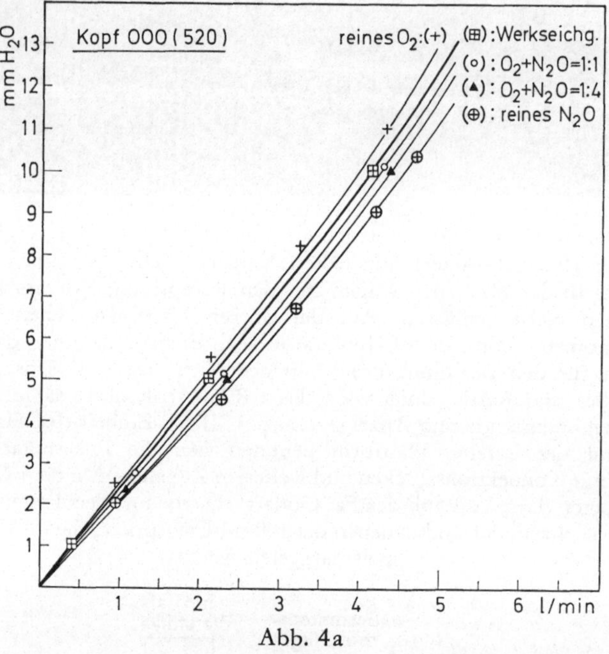

Abb. 4a

Die Integration des Differentialdruckes besorgte ein RC-Integrator (EMT 41) mit 5 wählbaren Zeitkonstanten von 5, 10, 20 40 und 60 sec. Eine kleine Zeitkonstante bedeutet, daß der Anstieg der Integrationskurve sehr steil erfolgt und in einem Fünftel der jeweiligen Zeit den Ausschlag a erreicht. Bei einer Zeitkonstante von 5 sec heißt das, daß dieser Ausschlag a in 1 sec, bei einer Zeitkonstante von 60 sec erst in 12 sec erreicht wird. Der Abfall aus diesem Ausschlag a erfolgt entsprechend den Zeitkonstanten auf a/halbe bei einer Konstanten von 5 sec in diesen 5 sec und bei einer Zeitkonstanten von 60 sec erst in 1 min. Zeitkonstante K heißt also: Anstieg auf Ausschlag a in $K/5$ und Abfall auf $a/2$ in $K/2$ sec. Für unsere Messungen kommen die kleineren Zeitkonstanten nicht in Frage, da die Amplitude der Volumenschreibung auch bei geringer Verstärkung für unsere Schreibbreite von 6 cm zu groß wird.

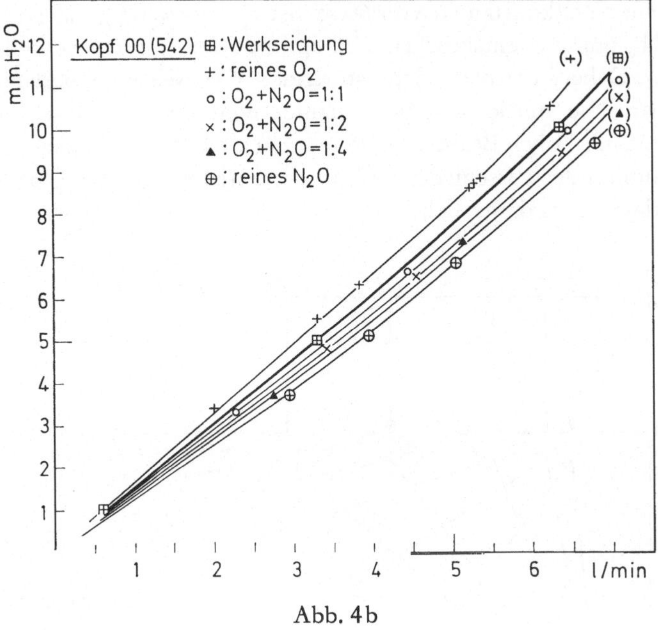

Abb. 4b

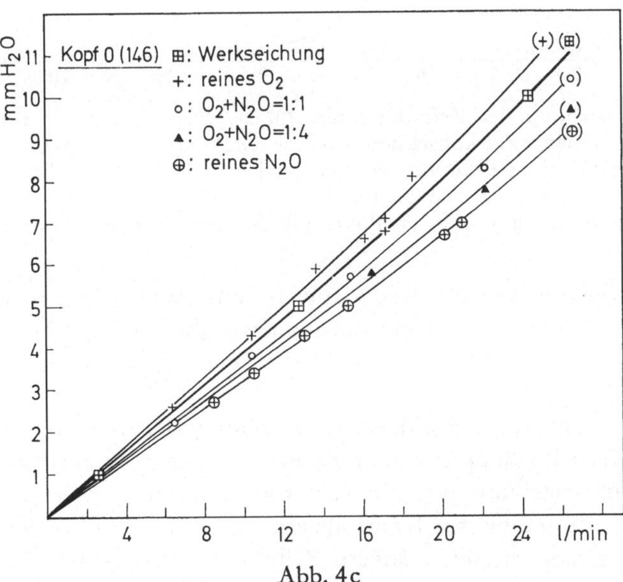

Abb. 4c

Abb. 4. Eichlinien der Pneumotachographie-Köpfe. Obere Kurve reiner Sauerstoff, untere Kurve reines Lachgas, dickere Linie in der Mitte Luft-Eichung des Herstellers Fa. Godart. Daneben einzelne Sauerstoff-Lachgas-Gemische. a) bei Kopf 000; b) bei Kopf 00; c) bei Kopf 0

Bei einer Zeitkonstanten von 60 sec ist der notwendige Verstärkungs-grad hoch, um eine entsprechende Amplitude der Volumenschreibung zu erhalten. Dabei machen sich störende Wechselstromüberlagerungen bemerkbar. Die mittleren Zeitkonstanten von 20 und 40 sec sind für Messungen mit hohen Beatmungsfrequenzen am besten geeignet. In Abb. 5 ist der Einfluß der verschiedenen Zeitkonstanten auf die Integration eines Differentialdruckes dargestellt.

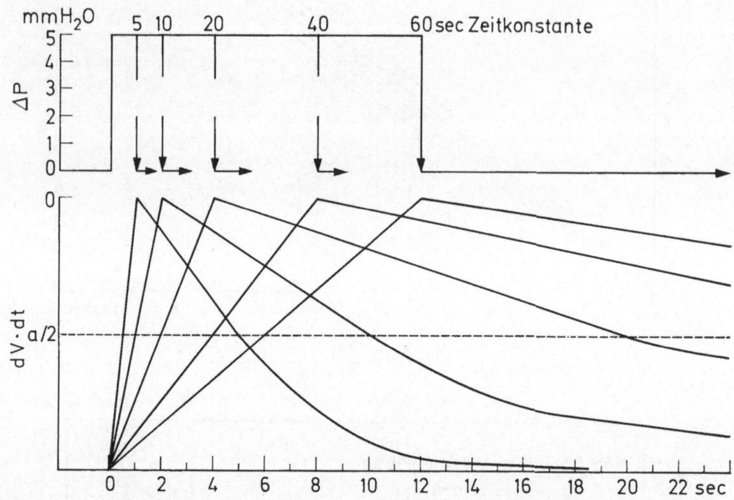

Abb. 5. Darstellung der Zeitkonstanten. Oben Differenzdruck, darunter seine Integration. Bei einer Zeitkonstanten von 5 sec steigt die Integrationskurve sehr steil an (erste Kurve) und fällt, wenn der Differenzdruck wieder auf Null abgefallen ist, innerhalb von 5 sec auf $a/2$ des Ausschlages a ab. Der Abfall auf $a/2$ erfolgt linear, der weitere asymptotisch. Analoges gilt für die übrigen Zeitkonstanten

Eine Nullkonstanz des Integrators ist nur dann gegeben, wenn der elektrische Nullpunkt des Elektromanometers absolut feststeht. Eine Ver-schiebung des elektrischen Nullpunktes beim Elektromanometer ist mög-lich bei

1. zu grobem Abgleichwiderstand der Nullpunkteinstellung und
2. bei Kapazitätsänderungen im Rezeptor und in der Kabelleitung.

Die Nulleinstellung war am Elektromanometer technisch schwierig und mußte mit graphischer Kontrolle erfolgen. Nach Einbau eines Mikro-abgleiches gelang es, über längere Zeiträume eine absolute Nullpunkt-konstanz zu erreichen.

Bei der Eichung des Differentialdruckes bei Durchströmung des Pneumotachographiekopfes mit verschiedenen Gasgemischen treten grund-sätzliche Probleme auf, die sich hier bei der Eichung von Volumenwerten wiederholen.

Die Gase waren wie bereits erwähnt, bei der Differentialdruckeichung trocken und hatten bei einem Barometerstand von 755 mmHg eine Temperatur von 20° C. Bei Wasserdampfsättigung würde sich bei gleichem Volumen der Partialdruck der einzelnen Gase anteilmäßig um den Dampfdruck des Wassers reduzieren, was sich lediglich in der nun veränderten Gesamtviscosität ausdrücken kann. Die Viscositätsgröße von Wasserdampf liegt bei 20° C (entsprechend einem Partialdruck von 17,5 mmHg) bei 0,0097 cP. Die Vicosistät von Wasserdampf liegt damit gering niedriger

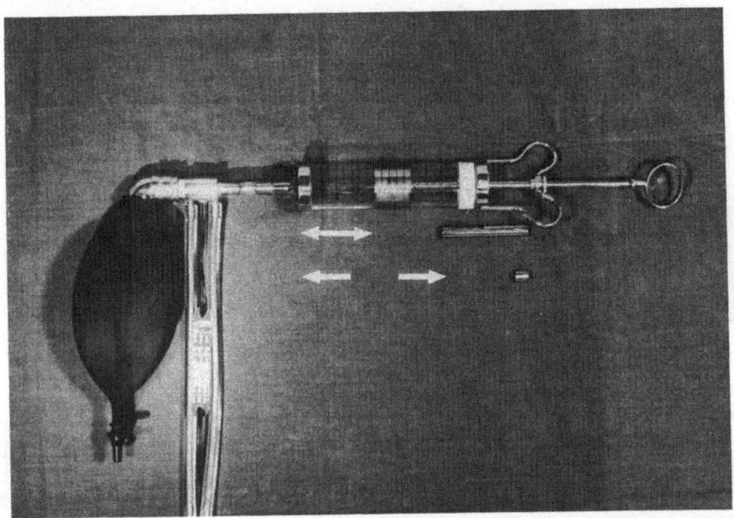

Abb. 6. Eichspritze mit angeschlossenem Pneumotachographie-Kopf und Gummibeutel zur präoperativen Volumeneichung. Auf die Stange des Kolbens können zwei Röhrchen gesteckt werden, die den Hub des Kolbens auf 50 bzw. 100 ml begrenzen. Der Beutel kann mit entsprechenden Narkosegasen gefüllt werden (s. a. Abb. 7)

als andere Gase bei 20° C (Sauerstoff 0,020, Kohlensäure 0,0147, Lachgas 0,0146 und Luft 0,0182). Bei dem minimalen Anteil des Wasserdampfdruckes könnte sich lediglich bei reiner Sauerstoffmessung die Verminderung der Gesamtviscosität bemerkbar machen. Der Streubereich der Meßpunkte läßt aber eine derart minimale Abweichung der Eichkurve nicht erfassen.

Die Eichung des integrierten Pneumotachogramms wird nicht von der Eichkurve des Differentialdruckes abgeleitet, sondern erfolgt bei uns mit definierten Volumina eines Glockenspirometers verschiedener Gasgemische bei Zimmertemperatur. Wir verwenden bei kleinen Volumina eine neue, mit Paraffin geölte Blasenspritze mit einer Kalibrierung von 0–100 ml (Abb. 6). Zwei auswechselbare, auf die Stempelstange aufschiebbare Röhrchen ermöglichen es, die Exkursion des Spritzenstempels auf 50 bzw. 100 ml genau zu begrenzen. In Abb. 7 ist eine solche Eichung mit jeweils 100 ml Luft, reinem Sauerstoff, reinem Lachgas und einem Sauerstoff-Lachgas-Gemisch von 1:4 dargestellt. Dabei wurde der Mittelwert aus 40 Luftmessungen gleich 100 ml gesetzt, und die Mittelwerte der übrigen Messungen wurden damit verglichen. Die Streuung der Mittelwerte ist mit $\pm 2{,}5$ ml (Luft) bzw. $\pm 2{,}9$ ml (N_2O) größer als die Ablesegenauigkeit von $\pm 2{,}0$ ml, so daß für die klinische Auswertung Luft und ein Lachgas-Sauerstoff-Gemisch $(^4/_5 + ^1/_5)$ gleichgesetzt werden können. Lediglich bei Messungen mit reinem Sauerstoff und Gemischen mit hohem Sauerstoff-Anteil treten deutliche Abweichungen auf.

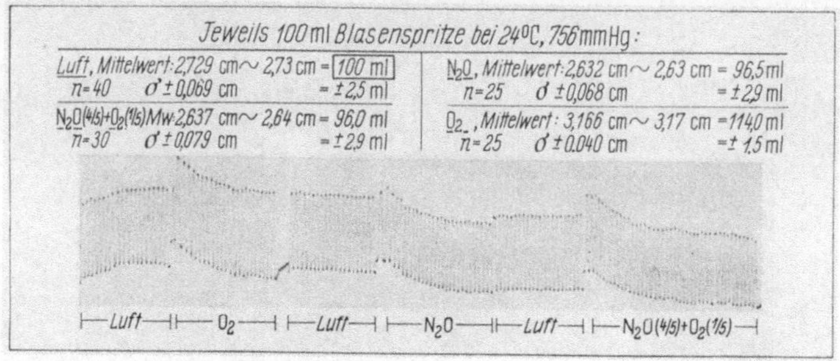

Abb. 7. Das Spirogramm zeigt eine Volumeneichung mit jeweils 100 ml, wobei Spritze und Beutel mit verschiedenen Gasgemischen gefüllt waren. Der Ausschlag von Luft wurde gleich 100 ml gesetzt und die Standardabweichung aus 40 Messungen ermittelt. Entsprechend den Eichkurven wird die Integration des Differenzdruckes bei reinem Sauerstoff ein zu großes und bei reinem Lachgas ein zu kleines Volumen anzeigen, wobei die Mittelwerte der Lachgaswerte deutlich dichter bei dem Wert von Luft liegen als der Mittelwert von reinem Sauerstoff

Während der Messung am Patienten spielt außer der unterschiedlichen Wasserdampfsättigung auch der Temperaturwechsel eine Rolle. Die Exspirationsluft liegt am Pneumotachographiekopf, der auf ca. 38° C zur Erwärmung von Kondenswasser geheizt ist, noch unter BTPS-Bedingungen vor. Die Inspirationsluft würde bei Verwendung eines halbgeschlossenen Narkosekreissystems (beim älteren Kind und Erwachsenen) unter ATPS-Bedingungen vorliegen, bei Verwendung des halboffenen Spülsystems jedoch mit trockenen Gasgemischen nicht.

Es liegen, wie mehrfach betont, bei Messungen unter Narkose andere und mit den normalen Methoden nicht vergleichbare Bedingungen vor. Die Zusammensetzung von Inspirations- und Exspirationsluft unterscheidet sich weiterhin im Sauerstoff- und Kohlensäuregehalt. Die durch die unterschiedliche Gaszusammensetzung möglichen Viscositätsänderungen der Exspirationsluft werden dadurch weitgehend ausgeglichen, daß sowohl Sauerstoff (mit der größeren Viscosität) als auch Lachgas (mit der niedrigeren) abnehmen und die Viscosität von CO_2 zwischen diesen beiden

Gasen liegt. Lediglich die noch geringere Viscosität von Wasserdampf bei Meßtemperaturen mit einem Anteil von 6 Vol.-% könnte die Gesamtviscosität der Exspirationsluft mindern. Ein in der graphischen Integrierung erkennbarer Unterschied tritt auf beim Übergang von reinem Sauerstoff zu einem Gemisch mit hohem Lachgas-Anteil, wobei die maximale Konzentration von Lachgas 80% betragen kann.

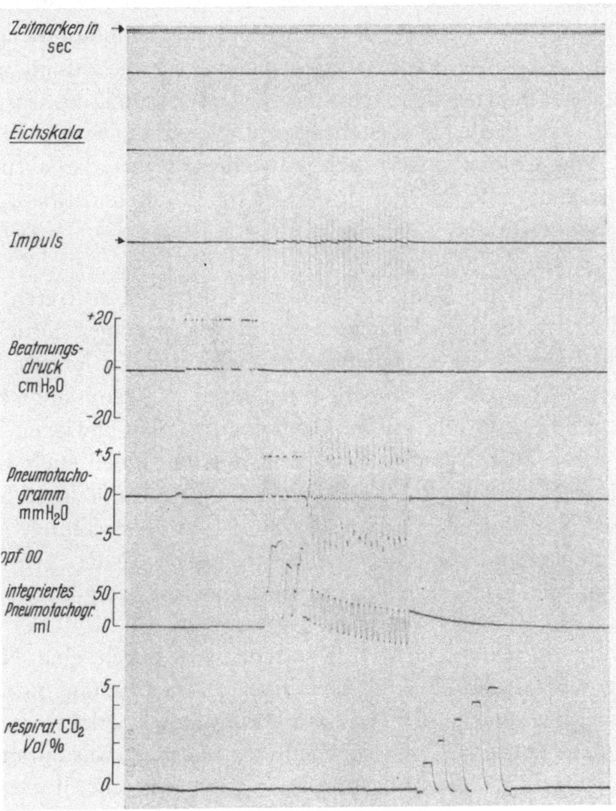

Abb. 8. Aufzeichnung einer präoperativen Eichung, wie sie vor jeder Messung durchgeführt wurde. Die Eichmarken für den Beatmungsdruck und die Pneumotachographie waren auf 20 cm bzw. 5 mm H_2O eingestellt. Die Amplitude der Eichspritze betrug hier 50 ml (Kopf 00)

Für klinische Verlaufsmessungen erscheint es ausreichend, die unmittelbar vor der Operation notwendige Volumeneichung (Abb. 8) mit Luft vorzunehmen, da ihre Eichlinie in dichter Nachbarschaft zu den Lachgas-Sauerstoff-Gemischen liegt (Abb. 4) und die geringe Differenz vernachlässigt werden kann. Lediglich bei Vergleichsmessungen unter reinem Sauerstoff muß eine besondere Volumeneichung [180] vorgenommen werden. Die Errechnung eines Faktors, mit dem die Differenz der einzelnen Gasgemische ausgeglichen werden könnte, erscheint für die Volumenmessungen mit verschiedenen Meßköpfen mit verschiedenen Meßbereichen unzweckmäßig und auf Grund des direkten wiederholbaren Eichverfahrens auch nicht erforderlich.

Meßfehler im Pneumotachogramm und in seiner Integration können durch Addition verschiedener, z. T. bereits erwähnter Faktoren entstehen. Steigt z. B. die Temperatur des den Pneumotachographiekopf durchströmenden Gases an und ändert sich gleichzeitig seine Zusammensetzung von Lachgas auf Sauerstoff, so wird die Gesamtviscosität des Gasgemisches erhöht. Auf die dadurch entstehenden Differenzen wurde bereits eingegangen. Meßfehler können also entstehen, wenn die aktuelle Gaszusammensetzung mit der der Eichskala nicht übereinstimmt, also die Ventilationswerte unter Sauerstoffatmung mit der Eichskala von Luft abgegriffen werden.

Ein weiterer Fehler kann im pneumatischen Teil auftreten durch zu lange und zu weiche Druckschläuche, wenn die geringen Drucke bereits zu einer Dehnung der Schlauchwand führen. Bei zu langen Schlauchverbindungen können bei hohen Frequenzen Transmissionsfehler entstehen, die eine Dämpfung mit zu kleinem Ausschlag bewirken [206, 354, 355, 356, 399]. Wir haben solche Transmissionsfehler auch bei hohen Frequenzen bis 85/min nicht gesehen (Abb. 9). Da jedoch bei hohen Frequenzen bei gleichen Volumina durch größere Durchströmungsgeschwindigkeiten höhere Differenzdrucke auftreten, die nicht mehr im linearen Teil der Eichkurve liegen, wird hier im integrierten Pneumotachogramm ein größeres Volumen angezeigt.

Meßfehler im elektrischen Teil können 1. durch eine Nullpunktwanderung und 2. durch eine nicht lineare Verstärkung innerhalb des Meßbereiches bedingt sein. Die Nullpunktkonstanz des Elektromanometers war sofort nach Betriebsbeginn über Stunden konstant, was durch die Volltransistorierung erreicht wurde. Im Meßbereich liegt eine lineare Verstärkung vor, die Werte des Schrägrohrmanometers blieben bei Druckanstieg mit dem Zeigerausschlag kongruent. Wegen des im oberen Teil nicht mehr linearen Verlaufs der Eichlinien (Abb. 4) empfiehlt es sich, bei der Wahl zweier Meßköpfe jenen zu bevorzugen, der im erwarteten Meßbereich den kleineren Differenzdruck aufweist, also unter 5 mm H_2O bleibt.

Im Integratorteil kann sich die bekannte Drift [354, 355] in der Nullverschiebung bemerkbar machen. Auch die kleinste Abweichung im Nullpunkt des Elektromanometers wird durch Integrierung dieser Abweichung eine Verschiebung der Volumenkurve nach sich ziehen und damit eine Senkung oder ein Anheben der Atemmittellage vortäuschen.

Aus diesem Grunde muß bei einer längeren Messung der Nullpunkt des Elektromanometers unter Beobachtung der Volumenkurve kontrolliert werden. Die Verwendung eines Mikropotentiometers zum präoperativen Nullabgleich hat sich sehr bewährt. Da bei unserem Gerät der elektrische Nullpunkt des Manometers nach mehrfacher Kontrolle über Stunden konstant blieb, dürfen wir annehmen, daß mögliche Kapazitätsschwankungen im Druckreceptor und im verbindenden Koaxialkabel verschwindend klein sein müssen.

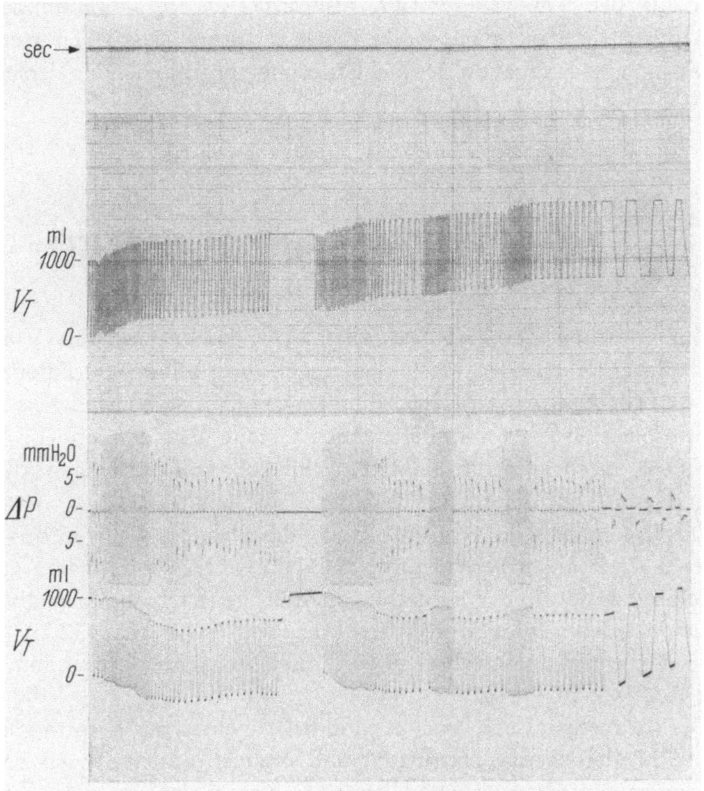

Abb. 9. Synchrone Registrierung von geschlossenem Spirogramm (oben, Exspirograph) und offenem (unten, Pneumotachographie-Kopf 1). Es wird 1 Liter Luft mit verschiedenen Frequenzen „ventiliert" (1-Liter-Eichzylinder). Bei den hohen Frequenzen (85/min) wird der Differenzdruck größer als der graphische Meßbereich und ist somit nicht mehr verwertbar (mittlere Kurve). Die Ausschläge von Exspirograph und integriertem Pneumotachogramm sind gleich, eine Dämpfung tritt bei diesen Frequenzen nicht auf. Lediglich das Pneumotachogramm zeigt bei hohen Frequenzen einen etwas größeren Ausschlag im Vergleich zu niedrigen Frequenzen an, was mit dem exponentiellen Anstieg der Eichkurve bei Werten des Differenzdruckes über 5 mm H₂O zusammenhängt. Die gegensinnige Verschiebung der „Atemmittellage" entsteht bei hohen Stromgeschwindigkeiten, wie sie bei den extremen Frequenzen entstehen

Jede Undichtigkeit wird wie jede einseitige Veränderung des In- oder Exspirationsvolumens eine Verschiebung der Atemmittellage vortäuschen. Da bei der Intubation von Neugeborenen und Säuglingen ein absolut dichter Schluß des Endotrachealtubus nicht immer mit aller Sicherheit gewährleistet werden kann, müssen alle anderen Fehlermöglichkeiten ausgeschaltet oder minimal gehalten werden.

Die geringe Verschiebung bei einem respiratorischen Quotienten unter 1,0, bei dem weniger CO_2 ausgeatmet als O_2 aufgenommen wird, kann durch eine nicht zu große Zeitkonstante ausgeglichen werden, so daß es auch bei langdauernden Registrierungen nicht zu einer Verschiebung der Volumenkurve aus dem Meßbereich kommt.

5. Messung der respiratorischen CO_2

Zur Messung der respiratorischen CO_2 haben sich mit Vorteil die physikalisch-elektrischen Methoden wegen ihrer minimalen Latenz gegenüber den chemisch-analytischen durchgesetzt [311], welche jeweils nur eine Stichprobenmessung ermöglichen [11]. Gerade aber der schnelle Wechsel der CO_2-Konzentration im Laufe einzelner oder eines einzigen Atemzuges bedingt eine kontinuierliche Messung.

Die Eigenschaft des Kohlendioxyds, das ultrarote Licht in den Wellenlängen 3–4 μ zu absorbieren, wurde 1943 [112, 113, 253] erstmals als Meßmethode angewandt. Die Verwendungsmöglichkeiten auch im medizinischen Bereich wurden wenige Jahre später erkannt [38, 129, 131, 132, 310, 84, 85] und auf die physiologischen und klinischen Möglichkeiten hin erprobt [133, 134, 143, 167].

Der für medizinische Zwecke modifizierte Ultrarotabsorptionsschreiber (URAS M der Firma Hartmann und Braun) arbeitet nach folgender Wirkungsweise: Zwei gleiche Ultrarotstrahler senden ihr Licht durch zwei Gaskammern, von denen die eine als Vergleichs- und die andere als Analysenkammer ausgebildet ist. Beide Strahlen enden in zwei Meßkammern, die mit dem jeweils zu messenden Gas gefüllt und durch eine elastische Kondensator-Membran voneinander getrennt sind. Strömt in die Analysenkammer CO_2-haltiges Gasgemisch ein, so wird hier die Strahlung geschwächt. Die zugehörige Meßkammer erhält weniger ultrarotes Licht, so daß hier die Erwärmung geringer und eine Druckdifferenz zwischen beiden Meßkammern eintritt. Dies führt zu einer Kapazitätsänderung des zwischen beiden Meßkammern liegenden Membrankondensators.

Die Kapazitätsänderungen werden über einen elektronischen Verstärker nach Gleichrichtung zur Registrierung gebracht. Die Anzeigelatenz dieses Gerätes beträgt weniger als 0,15 sec, die Fehlerbreite liegt bei 0,06 Vol.-% CO$_2$ [133, 167].

Grundsätzlich bieten sich je nach der Lage der Analysenkammer drei Methoden zur fortlaufenden Gasanalyse an:

Das *Hauptstromverfahren*, bei dem die Analysenkammer als Verlängerung des anatomischen Totraumes direkt am Mundstück oder am Tubus angeschlossen und von der gesamten In- und Exspirationsluft durchströmt wird. Dazu ist ein großer Innendurchmesser der Analysenkammer und ihrer Zuführungswege erforderlich, soll eine Stenose vermieden werden. Außerdem muß die Analysenkammer auf ca. 37° erwärmt sein, um eine Wasserdampfkondensation zu verhindern, die eine erhebliche Anzeige-differenz verursachen würde. Ein solcher großkammeriger URAS ist heute nicht mehr im Handel, für Säuglingsmessungen wäre sein Einsatz wegen seines Totraumes von über 8 ml auch indiskutabel.

Der kleinkammerige URAS (Kammervolumen 0,23 ml) hat sich gegen-über dem großkammerigen allgemein durchgesetzt. Hier ist eine Messung nur nach dem *Nebenstromverfahren* möglich. Mit einer konstanten Absauge-geschwindigkeit zieht eine Membranpumpe aus der Trachea, dem Tubus oder aus Mundnähe einen Teil der In- und Exspirationsluft ab, wobei in diesen Nebenstrom die Analysenkammer geschaltet ist. Das abgesaugte Volumen wird quantitativ in den Exspirationsweg des jeweiligen Kreis-systems zurückgeleitet. Die Messung im Nebenstromverfahren ist apparativ einfach, hat jedoch einige meßtechnische Probleme.

Die Messung im Nebenstromverfahren setzt voraus, daß an der Ent-nahmestelle in jeder Phase des Atemzyklus genügend Gasgemisch der zu messenden Konzentration vorhanden ist. Wird z. B. bei der Exspiration der Alveolarluft die Ausatmungsgeschwindigkeit kleiner als die URAS-Absauggeschwindigkeit, so wird Nebenluft undefinierter Konzentration angesaugt und ein falscher CO$_2$-Wert angezeigt. Um auch kleinste Kon-zentrationsänderungen zu erfassen, wird die Absauggeschwindigkeit im Nebenstrom möglichst niedrig gehalten.

Eine niedrige Absauggeschwindigkeit erhöht aber die bei dieser Meßmethode ohnehin unvermeidliche Phasenverschiebung, da die Ana-lysenkammer als massiver Block wegen der Erschütterungsempfindlichkeit in einiger Entfernung von der Abnahmestelle federnd aufgehängt werden muß. Die Phasenverschiebung ist abhängig vom Volumen des verbindenden Schlauches und von der Absauggeschwindigkeit. Eine langsame Absaug-geschwindigkeit erhöht jedoch die Füllzeit, die als Charakteristikum jeder Analysenkammer die Summe aller Spül- und Mischvorgänge in der Kammer selbst darstellt, beträchtlich. Bei der niedrigen optisch-elektrischen Latenz bildet die Füllzeit die eigentliche Anzeigelatenz, die beim klein-kammerigen URAS bei einer Absauggeschwindigkeit von 20 ml/sec bei 0,5 sec und bei 50 ml/sec bei 0,3 sec liegt [167]. Als optimale Absauggeschwindigkeit haben sich 30 ml/sec (= 1,8 l/min = 100 l/Std) bewährt. Damit können exakte Konzentrationsmessungen erreicht werden, wenn während 0,3 sec mindestens 10 ml eines konstanten CO_2-Gemisches am Absaugort vorliegen. Liegt die Zeit der alveolären Exspiration unter 0,3 sec und das Volumen unter 10 ml, so ist eine exakte Messung nicht mehr möglich. Diese Limitierung des Nebenstromverfahrens wird bei manchen CO_2-Messungen zu wenig beachtet.

Wir konnten feststellen, daß beim Erwachsenen und größeren Kind die Zeit-Volumenbegrenzung nur in Extremfällen unterschritten wird. Beim Neugeborenen ist dies immer dann der Fall, wenn das Exspirationsvolumen weniger als 15 ml, der Alveolaranteil damit weniger als 10 ml

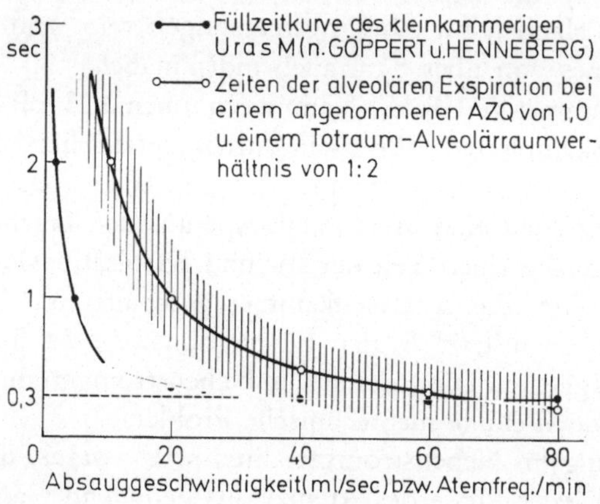

Abb. 10. Füllzeitkurve des URAS in Zusammenhang mit Zeiten der alveolären Exspiration in Abhängigkeit von der Atemfrequenz. Bei Frequenzen über 40/min kann die minimale Füllzeit von 0,3 sec (gestrichelte Linie) unterschritten und damit eine CO_2-Messung irreal werden. ●———● Füllzeitkurve der kleinkammerigen URAS M. o———o Zeiten der alveolären Exspiration bei einem angenommenen AZQ von 1,0 und einem Totraum-Alveolärraumverhältnis von 1:2

beträgt. Wenn bei ausreichendem Volumen die Frequenz über 60/min steigt und damit die Zeit der alveolären Exspiration bei einem AZQ um 1,0 und einem Totraum-Alveolarraum-Verhältnis von 1:2 unter 0,3 sec fällt, wird die minimale Füllzeit unterschritten [151, 169] (Abb. 10). Es wird weder die alveoläre noch die inspiratorische Konzentration erfaßt [378]. Bei möglichen Abweichungen des AZQ und des funktionellen Totraumes kann diese Grenze bereits bei einer Atemfrequenz von etwa 40/min erreicht werden.

Um aber auch bei Neugeborenen und Säuglingen eine exakte CO_2-Messung in der Atemluft durchführen zu können, war die Entwicklung einer dritten Meßmethode für den URAS erforderlich.

Gelingt es, aus definierten Punkten eines Atemzyklus jeweils nur 1–2 ml zu entnehmen, zu sammeln und dem URAS zuzuleiten, so kann nach Füllung der Analysenkammer durch diese Fraktionen die CO_2-Konzentration an den gewählten Punkten ohne die erwähnte Limitierung gemessen werden. Voraussetzung dafür ist allerdings, daß sich der Charakter des Atemzyklus während der für die Messung erforderlichen Atemzüge nicht ändert. Es fällt damit ein Vorteil des Nebenstromverfahrens, jeden einzelnen Atemzug erfassen zu können, fort. In der Respirationskontrolle während und nach einer Anaesthesie kommt es jedoch vor allem auf eine Verlaufsbeobachtung und nur selten auf die Formanalyse einzelner Atemzüge an.

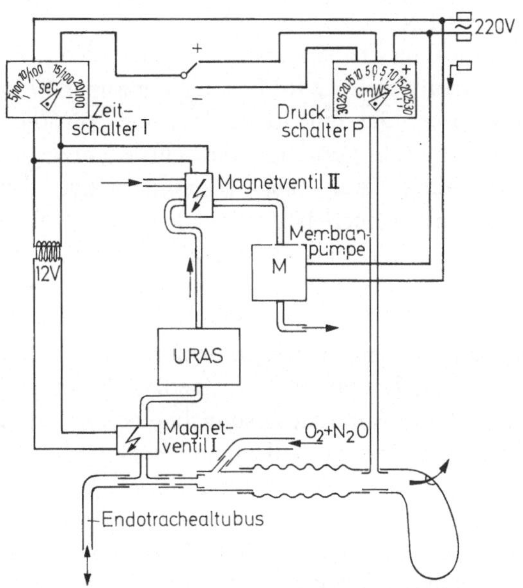

Abb. 11. Schema des Fraktionsverfahrens; Impulsauslösung vom Beatmungsdruck

Dem *Fraktionsverfahren* liegt folgendes Prinzip zugrunde: Durch einen Impuls wird ein Kontakt über eine kurze Zeit geschlossen, während der zwei Ventile betätigt werden. Das erste (I in Abb. 11), nahe der Absaugstelle gelegen, öffnet sich, das zweite (II in Abb. 11), als Dreiwegeventil eingerichtet, verbindet während dieser kurzen Zeit das erste Ventil mit dem URAS-Analysator und diesen mit der Membranpumpe. Die Kontaktzeit ist von 5/100 bis 20/100 sec einstellbar. Während einer sehr kurzen Zeit saugt die Membranpumpe also Atemluft in den URAS. Die Membranpumpe läuft dabei kontinuierlich und saugt in den Zwischenzeiten Zimmerluft an. Am gleichen Punkt eines Atemzyklus wird ein neuer Impuls ausgelöst, so daß wiederum die Ventile betätigt und jeweils eine geringe

Menge Atemluft zum URAS geleitet werden. Die Zeit bis zum vollen Ausschlag des URAS hängt von der Zahl der Impulse, der Absauggeschwindigkeit der Membranpumpe und dem Volumen der Verbindungswege vom Entnahmeort bis zur Analysenkammer ab.

Bei einer Pumpenleistung von 72 l/Std = 20 ml/sec müßte die Menge der pro Impuls abgesaugten Gasfraktion bei einer Kontaktdauer von 5/100 sec maximal 1 ml bzw. bei 10/100 sec 2 ml, bei 15/100 sec 3 ml und bei 20/100 sec 4 ml betragen. Nach unseren Messungen sind die Fraktionen wegen der Trägheit der mechanischen Teile geringer. Bei einer Impulsdauer von 20/100 werden mit einer realen Pumpenleistung von 61,5 l/h = 1025 ml/min pro Impuls 1,0 ml, bei 15/100 sec 0,6 ml und bei 10/100 sec 0,3 ml als Fraktion abgesaugt.

Zur Impulsauslösung haben wir zunächst den Beatmungsdruck herangezogen und damit erste CO_2-Messungen an über 40 Neugeborenen- und Säuglingsnarkosen, die mit Relaxation und künstlicher Beatmung über einen Endotrachealtubus durchgeführt wurden, erzielen können [378].

Der Analysensammler war dabei so eingerichtet, daß der Impuls sowohl bei fallendem als auch bei steigendem Druck in einem Bereich von $+30$ bis -20 cm Wassersäule stufenlos ausgelöst werden konnte. Bei bekannten Beatmungsdrucken gelingt es unter Wechseldruckbeatmung leicht, gegen Ende der Exspiration und am Beginn der Inspiration jeweils eine Fraktionsserie abzunehmen und zu analysieren.

Schwieriger wird die Entnahme von Alveolarluft bei reiner Überdruckbeatmung, weil jetzt die Impulsauslösung bei negativem Druck ausfällt. Eine Impulsauslösung bei wieder fallendem Druck und damit beginnender Exspiration kann noch die Totraumluft an der Abnahmestelle erfassen. Bei weiter fallendem Druck wird die Impulsauslösung aus technischen Gründen um so unpräziser, je mehr sich der Druck 0 nähert. An einer Reihe von Vergleichsmessungen mit dem Nebenstrom- und Fraktionsverfahren an größeren Kindern und Erwachsenen konnten dennoch zuverlässige alveoläre Konzentrationen bestimmt werden [378].

Eine Impulsauslösung bei Spontanatmung ist jedoch nicht möglich, da die hierbei auftretenden Druckänderungen zur Impulsauslösung nicht ausreichen.

Zur Impulsauslösung wird sich aber jede Größe eignen, die über den Atemzyklus verteilt zu jedem Zeitpunkt eine ausreichende Amplitude ergibt. Das Pneumotachogramm eignet sich dazu besonders gut, weil die Nullinie nur für sehr kurze Zeiten beim Phasenwechsel durchlaufen wird (Abb. 12). Außerdem ist das Pneumotachogramm völlig unabhängig von den jeweils gewählten oder auftretenden Druckschwankungen. Wir haben den Ausgang des Elektromanometers (1 Volt Vollausschlag) aufgezweigt und einmal zum Registriergerät und zum anderen zu einem Gleichstrommeßverstärker (Firma Knick, Eingang 200 mV Ausgang 20 mA bei 2,3 Vol) geleitet

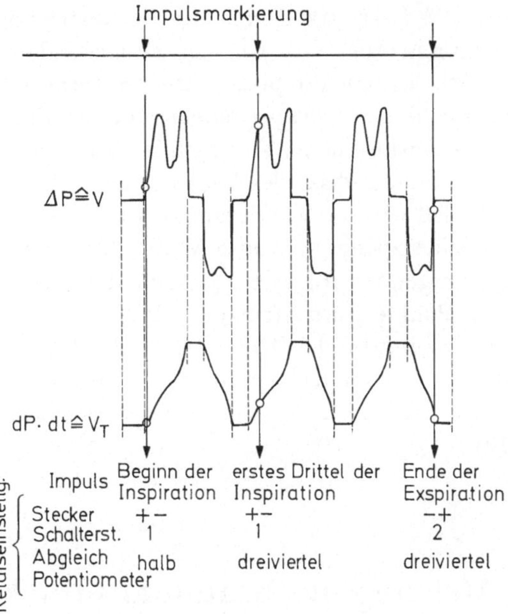

Abb. 12. Schema der Impulsauslösung vom Pneumotachogramm. Der Impuls kann in den Beginn der Inspiration, in das erste Drittel der Inspiration und in das Ende der Exspiration ausgelöst werden

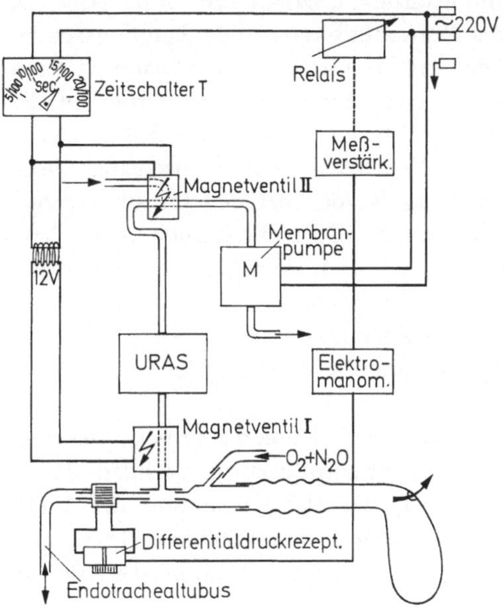

Abb. 13. Schema des Fraktionsverfahrens Impulsauslösung vom Pneumotachogramm

(Abb. 13). Dieser Meßverstärker gibt das Pneumotachogramm auf ein stufenloses Spannungsrelais[1], das wie der Druckschalter auf steigenden oder fallenden Ausschlag einen Impuls auszulösen vermag. Das Spannungsrelais ist bei dem erwähnten Analysensammler an die Stelle des Druckschalters getreten. Die Druckauslösung ist akustisch hörbar, eine exakte Einregulierung in eine bestimmte Phase des Pneumotachogramms danach jedoch nicht möglich, so daß wir zur Markierung aus den Endtransformator des Niedervoltventils eine Spannung von 6 V abgriffen und auf einen freien Kanal des Registriergerätes ableiteten (s. Abb. 15). Es gelang damit, die zwei wesentlichen Punkte eines Atemzyklus leicht und sicher abzugreifen. Zur Messung der inspiratorischen Konzentration wählten wir den Anstieg des inspiratorischen Pneumotachogramms, zur Messung der alveolären Konzentration den Anstieg zur Nullinie aus exspiratorischem Plateau nach 0 (Abb. 12).

6. Messung des Beatmungsdruckes

Zur Messung des Beatmungsdruckes setzten wir ein Elektromanometer Hellige Ma 88K mit einem Statham-Element P 23 Db als Druckrezeptor ein. Den Beatmungsdruck erfaßten wir durch Einschalten des Druckschlauches in das Beatmungssystem des Säuglingszusatzes zum Narkoseapparat, wobei der genaue Ort mit den erwähnten Einschränkungen frei gewählt werden konnte. Eine meßbare Druckdifferenz innerhalb des Säuglingszusatzes ist nicht zu erwarten, so daß es gleichgültig ist, ob die Druckentnahme im Frischgas- oder Spülschlauch vorgenommen wird.

Die Meßanordnung ist der bei der Pneumotachographie erwähnten ähnlich, nur daß hier ein Differentialdruck nicht erforderlich ist. Das Statham-Element arbeitet nach dem Dehnungsmeßprinzip in TF-gespeicherter Vollbrücke und nachfolgendem Trägerfrequenzverstärker mit D-Modulator. Der Meßbereich des Rezeptors liegt von 0–50 cm Wassersäule bei einer Speisespannung von 9 V. Bei Vollausschlag liefert der Verstärker 1,5 mV.

Zur Eichung gaben wir definierte Drucke des Gauerschen Druckeichgerätes stufenweise auf den Rezeptor, nachdem das Elektromanometer über 1 Std eingelaufen, der elektrische und der Eichpunkt eingestellt und die Empfindlichkeit auf Stufe 300 mm Hg eingestellt waren. Der lineare Druckanstieg wurde mit der linearen Skala über Empfindlichkeits-

---

[1] Für die Fertigung des Spannungsrelais sind wir der Firma Dräger, Lübeck, insbesondere Herrn Dipl.-Ing. FREITAG, zu besonderem Dank verpflichtet.

und Nullpunktregulierung zur Deckung gebracht. Die Eichspannung wurde so einreguliert, daß der Ausschlag der Eichtaste einem Druck von 20 cm H_2O entsprach, wobei von den drei Skalen des Anzeigegalvanometers die Skala 0–60 gewählt wurde.

Die Eigenfrequenz liegt über 60 Hz, so daß wie beim Pneumotachogramm eine Störung durch auftretende Dämpfung in den hier möglichen Frequenzen nicht auftreten kann.

Zur Transmission wurden dieselben Schläuche von gleicher Länge wie beim Differentialdruck gewählt.

Meßfehler bei der Messung des Beatmungsdruckes können durch Verschieben des elektrischen Nullpunktes, des Verstärkungsgrades und durch Undichtigkeiten auftreten, so daß sich bei nicht volltransistorisierten Geräten eine Zwischenkontrolle der Eichung empfiehlt, wie wir es regelmäßig durchführten.

7. Technische Kombination der einzelnen Methoden unter Bedingungen von Beatmung und Anaesthesie

Die Kombination all dieser Meßmethoden setzt voraus, daß
1. eine gegenseitige Störung und Verzerrung ausgeschlossen,
2. die Dichtigkeit des Narkosebeatmungsgerätes gewährleistet und
3. der Atemwiderstand nicht erhöht und der zusätzliche Totraum minimal gehalten wird.

Besonders die beiden letzten Punkte sind bei Neugeborenen und Säuglingen von besonderer Wichtigkeit.

Als Narkosebeatmungssystem für Säuglinge hat sich uns seit Jahren das Spülsystem nach Magill-Ayre als Zusatzgerät zum Narkoseapparat bewährt [17, 18, 162, 197, 222, 324]. Es gehört zu den halboffenen Typen, wie sie sich in der Säuglingsanaesthesie durchgesetzt haben, hat jedoch weder Ventile noch einen CO_2-Absorber. Der zusätzliche Totraum wie auch der Atemwiderstand sind sowohl bei Atmung über eine Maske als auch über einen Endotrachealtubus minimal. Schließlich ist die Verwendung universell, es kann an jedes Narkosegerät angeschlossen werden und ermöglicht die Anwendung bei spontaner Atmung, bei manueller Überdruckbeatmung (IPPB) und ebenso den Anschluß beliebiger Respiratoren zur Wechseldruckbeatmung (WDB) [91, 168, 172, 203].

Die einzige Unsicherheit bei Benutzung des Spülsystems liegt in der Höhe des Frischgasstromes, der so hoch liegen muß, daß eine Rückatmung vermieden wird. Entscheidend ist jedoch bei der Frage einer Rückatmung von Exspirationsluft die Höhe der inspiratorischen CO_2 [171, 364].

Eine gegenseitige Störung und Verzerrung der einzelnen Meßmethoden ist besonders bei gasanalytischen Verfahren leicht möglich [378]. Die Charakteristika müssen daher gegenseitig abgegrenzt werden. Bei der Pneumotachographie und bei der Messung des Beatmungsdruckes wird weder Atemluft entnommen noch quantitativ verändert. Doch wird nach $V \cdot P = K$ die Luft in den Verbindungsschläuchen in Abhängigkeit vom Volumen und vom Beatmungsdruck eine Kompression erfahren, die zu einer unter Umständen störenden Volumenverschiebung führt.

Tabelle 5

Gerät	Eigen-volumen ml	Schlauchvolumen			Gesamt-volumen	dV ($P_1 \cdot V_1 = P_2 \cdot V_2$) bei 50 cm H_2O (+ 30, − 20)
		∅ mm	bei Länge m	V ml		
Miniventil (URAS)	0,05	3,5	0,05	0,350	0,4	0,02
Pneumotacho-graphiekopf bis Diff.-Druckrezeptor	2 · 0,3 = 0,6	3,5	1,10	9,95	10,6	0,50
Statham-Druckrezeptor	0,3	3,5	1,00	9,60	9,9	0,47
Summe:	0,95				20,9	0,99

Bei Anstieg des Inspirationsdruckes wird der Inhalt aller gasgefüllten Meßleitungen komprimiert, bei Druckabfall und anschließendem Sog (wie bei Wechseldruckbeatmung) wieder expandiert. Beträgt die Druckdifferenz 50 cm WS (inspiratorisch + 30 und exspiratorisch −20) und das Schlauchvolumen 20 ml (bei einer Länge von 3,5 m und einem Durchmesser von 3,0 mm), so kann diese Volumenverschiebung bei 1 ml/Atemzyklus liegen. Diese druckbedingten Volumenschwankungen können zu einer beträchtlichen Fehlerquelle führen, so daß bei der Messung der CO_2 nach dem Fraktionsverfahren der Einbau eines zusätzlichen Ventils notwendig wurde.

Um ein Pendeln unkontrollierbarer Gasgemische in den einzelnen Meßschläuchen gering zu halten, wird das Volumen klein gehalten. Das ist möglich durch Verwendung starrwandiger Schläuche mit kleinem Innendurchmesser, kurzen Schlauchlängen und kleinvolumigen Rezeptoren. Die Tab. 5 gibt eine Übersicht über die Eigenvolumina der einzelnen

Meßmethoden. Ihre Summe sind etwa 20 ml, welche bei einer Druckdifferenz von 50 cm H_2O um fast 1 ml komprimiert oder expandiert werden.

Die Volumenverschiebung in den Meßsystemen zwingt zu einer bestimmten Reihenfolge der hintereinanderzuschaltenden Meßabnehmer. Bei CO_2-Messung im Fraktionsverfahren kann der URAS-Abnehmer, vom Patienten aus gesehen, noch vor den Pneumotachographiekopf geschaltet werden, da der URAS hierbei die geringste Volumenverschiebung aufweist. Die Volumenmessung des Pneumotachographen wird damit weniger gestört, als umgekehrt die bedeutend größere Volumenverschiebung im Differentialdruck die CO_2-Messung stören könnte. Die Abnahme des Beatmungsdruckes wird in jedem Falle an die letzte Stelle gesetzt, so daß sich folgende Reihenfolge ergibt:

> Patient (Maske oder Tubus),
> URAS (Miniventil, Fraktionsverfahren),
> Pneumotachographiekopf,
> Beatmungsdruck,
> URAS (T-Stück, Nebenstromverfahren),
> Narkosegerät (Spülsystem).

Wird bei Kindern über 2 Jahren die CO_2 im Nebenstromverfahren gemessen, so rückt die URAS-Abnahme an die letzte Stelle, da sich bei obiger Reihenfolge der URAS-Nebenstrom zur Inspiration des integrierten Pneumotachogramms addieren, bei der Exspiration subtrahieren würde, so daß eine irreale Verschiebung der Atemmittellage resultierte.

Diese veränderliche Reihenfolge der einzelnen Meßabnehmer setzt eine variable Schaltmöglichkeit voraus. Da sowohl Masken und Endotrachealkatheter wie auch die Ansatzstücke der Narkosegeräte genormte Konusverbindungen besitzen, lag es nahe, die einzelnen Meßabnehmer ebenfalls mit Zwischen-T-Stücken zu versehen, die die gleichen Koni tragen. Diese Koni haben sich vielfältig dort bewährt, wo es gilt, schnelle und universelle Konnektionen herzustellen. Die Normierung aller mitteleuropäischen Narkosekonnektionen ist dafür ein Beispiel.

Wir haben daher spezielle T-Stücke entwickelt und die Pneumotachographieköpfe mit entsprechenden Hartplastikkoni versehen, so daß eine beliebige Konnektion aller erwähnten Druck- oder Volumenabnehmer möglich ist (Abb. 14).

Eine getrennte Zusammenschaltung kann jedoch den Nachteil einer nicht unerheblichen Totraumvergrößerung haben, wie sie gerade bei Neugeborenen und Säuglingen vermieden werden soll. Der Totraum der einzelnen Pneumotachographieköpfe ist in Tab. 4 aufgezeichnet. Der jeweilige Totraum läßt sich hier nicht verkleinern, so daß jede zusätzliche Vergrößerung vermieden werden muß. Das ist bei unseren Köpfen dadurch erfolgt, daß die Eingangsröhrchen der Pneumotachographieköpfe als

Konushalter benutzt wurden und somit der zusätzliche Totraum sich absolut auf das Volumen der Pneumotachographieköpfe beschränkt. Ein spezielles T-Stück verwandten wir als URAS-Abnehmer, das einen Eigentotraum von 1,0 ml besitzt. Den Abnehmer für den Beatmungsdruck schalteten wir bei Messungen an Neugeborenen und jungen Säuglingen in die Frischgasleitung des Spülsystems, um eine weitere Totraumvergrößerung zu vermeiden (Abb. 14). Bei Kindern über 2 Jahren verwandten wir die bei uns üblichen T-Stücke mit Konusstutzen (Totraum 1,65 ml). So betrug je

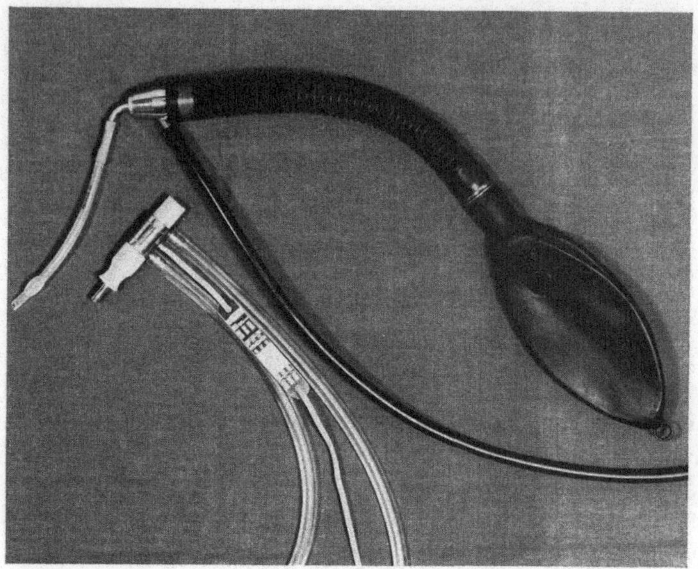

Abb. 14a

nach Lage des Druckabnehmers der zusätzliche Totraum 2,7 bzw. 3,35 mi. Diese minimal gehaltene Totraumvergrößerung kann bei den geringen Volumina von Neugeborenen und Säuglingen zu einer vergrößerten Totraumventilation führen. Die endotracheale Intubation jedoch führt zu einer Verringerung des Totraumes im Mund- und Pharynxbereich von 2–3 ml [213, 296]. Dadurch wird die meßbedingte Totraumvergrößerung kompensiert. Bei Maskenatmung jedoch findet diese Kompensation nicht statt, so daß eine Messung bei Neugeborenen oft unmöglich wird. Dauer und Ausmaß der in diesem Lebensalter indizierten Eingriffe setzt jedoch in den meisten Fällen eine Intubation voraus.

Da eine Einengung der Atemwege an keiner Stelle der zwischengeschalteten Meßabnehmer erfolgt, der Innenradius nirgends kleiner als im Tubusansatzstück (∅ 5 mm) ist, tritt eine Erhöhung des Atemwiderstandes nicht ein. Das gilt auch für die von uns verwendeten Pneumotachographieköpfe 00 und 0.

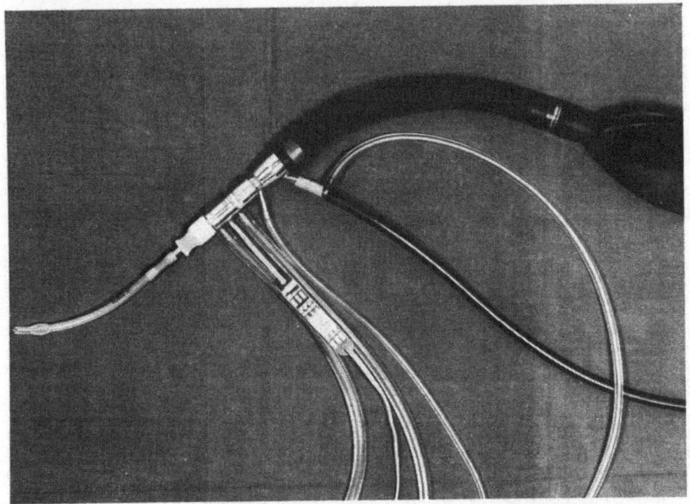

Abb. 14 b

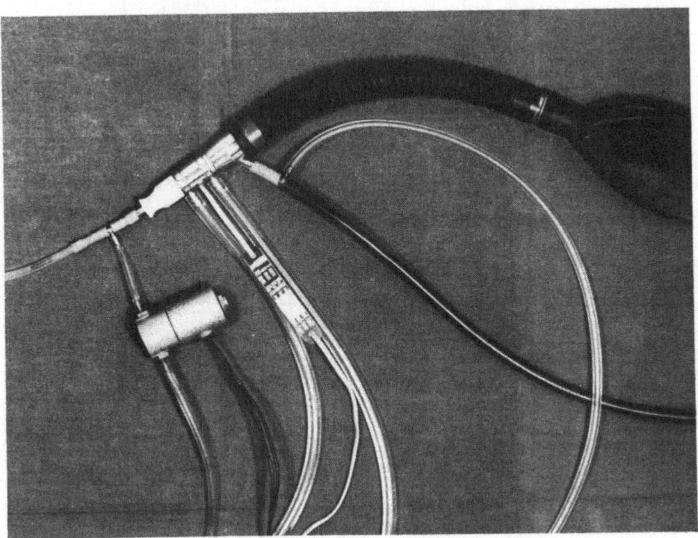

Abb. 14 c

Abb. 14. a) Spülsystem nach Magill-Ayre mit Lönnecken-Tubus. Pneumotachographie-Kopf noch nicht angeschlossen. b) Spülsystem mit zwischengeschaltetem
Pneumotachographie-Kopf, URAS-T-Stück und Beatmungsdruck-Abnehmer.
c) Spülsystem mit Pneumotachographie-Kopf, T-Stück mit Miniventil und Abnehmer für Beatmungsdruck

8. Registrierung der gemessenen Größen

An ein Registriergerät für atemphysiologische Untersuchungen stellen sich folgende Forderungen:

1. Mindestbreite für eine Schreibeinheit 40 mm mit einer Linearität innerhalb $\pm 0\%$ und einer Ablesegenauigkeit unter $\pm 5\%$,

2. Frequenzbereich 0–60 Hz,

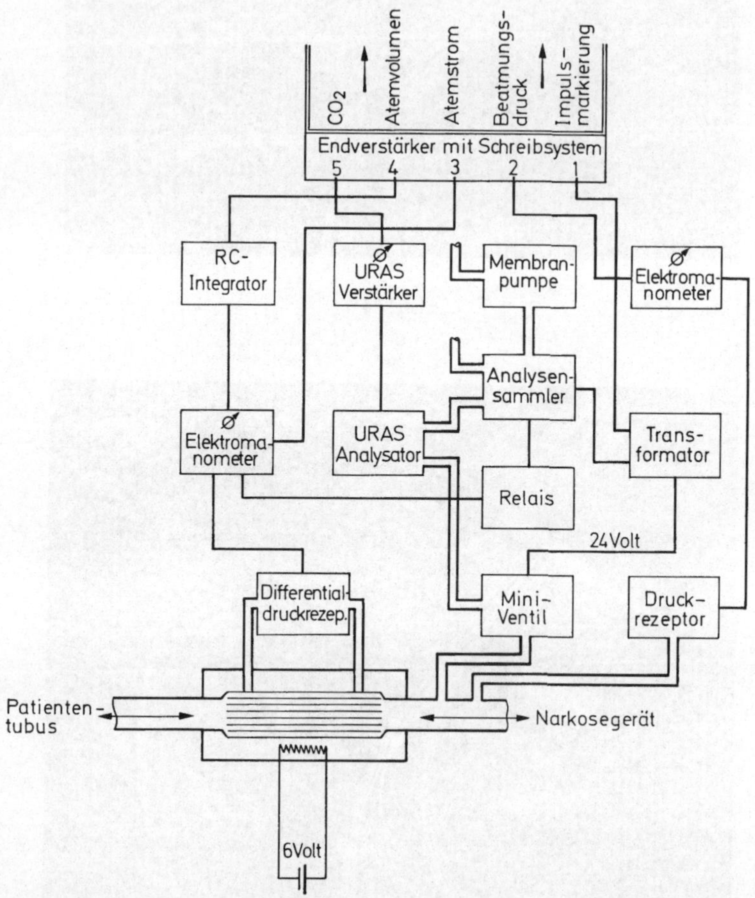

Abb. 15. Schema der Gesamtschaltung, wobei doppelte Verbindungen (=) Luftleitungen und einfache Verbindungen (—) elektrische Leitungen darstellen

3. Papiervorschub mit gleich guten Registriereigenschaften bei Papiervorschüben von 2–3 cm/sec (schnelle Registrierung mit Aufzeichnung des einzelnen Atemzuges, wobei bei einer Atemfrequenz von 60/min für die einzelne In- und Exspiration jeweils 1–1 ½ cm zur Verfügung stehen)

und zur kontinuierlichen Registrierung größerer Zeiträume (wobei die Form-Analyse des einzelnen Atemzuges unwichtig und nur noch die Endausschläge interessant sind) ein Papiervorschub von 3–6 cm/min = 0,5–1 mm/sec und

4. Simultanregistrierung aller dieser 4 Größen, d. h. eine Gesamtpapierbreite von mindestens 160 mm, wobei vorausgesetzt wird, daß eine Überschneidung der einzelnen Meßmaßstäbe nicht eintritt, wie es sich uns bewährt hat.

Diesen Forderungen wird der Physioskript PEE 12 der Firma F. Schwarzer, München, gerecht. Dieses Registriergerät war in unserer Ausführung mit 2 Schreibeinheiten zu je 30 mm (Kanal 1–2) und 5 Schreibeinheiten zu je 60 mm (Kanal 3–7) ausgestattet. Die Gesamtpapierbreite lag bei 360 mm. Das Schreibsystem bestand aus Direktschreibern im Pigmentverfahren. Die Breite des einzelnen Schreibstrahls lag ohne Störfrequenz bei 0,5 mm in Mittelstellung und in Vollausschlag unabhängig von der Geschwindigkeit.

Bei den jeweiligen Schreibbreiten lag die Linearität innerhalb von $\pm 2\%$ bei einer Empfindlichkeit von 100 mV Vollausschlag. Der niedrigste Frequenzbereich (Schreibeinheiten mit 60 mm Schreibbreite) lag bei 60 Hz.

Eine Nullpunktkonstanz ist bei diesen Registriergeräten erst nach einer Einbrennzeit von 30 min gegeben. Die hochamperigen Endverstärker machen eine vorwiegende Bestückung mit Anoden notwendig und gestatten nur teilweise eine Verwendung von Transistoren.

In Abb. 15 ist die Gesamtschaltung unserer kombinierten Meßmethode als Übersicht dargestellt. Sämtliche Leitungen bestanden aus geerdeten Koaxialkabeln.

9. Klinische Ergebnisse

Intraoperative Messungen einzelner Respirationsgrößen sind mit den üblichen Lungenfunktionsprüfungen nicht unmittelbar vergleichbar. Letztere finden unter konstanten, reproduzierbaren Bedingungen statt. Der Untersucher bestimmt Beginn und Ende der Funktionsprüfung, auf die er sich allein konzentrieren kann, da der Patient sich selbst beobachtet. Auf die Mitarbeit des Patienten, ohne die eine Ergospirometrie z. B. ebensowenig durchführbar ist wie die Bestimmung von Vitalkapazität, Atemgrenzwert und viele andere Größen, kann sich der Untersucher weitgehend verlassen. Die Messungen können unter Ruhebedingungen oder unter einer definierten Belastung erfolgen. Einzelne Parameter wie O_2- oder CO_2-Druck oder bestimmte Gaszusammensetzungen können gezielt variiert und bis zu einer zumutbaren Grenze erniedrigt oder erhöht werden. Diese Grenze gibt in den meisten Fällen der Patient selber an. Die Rückwirkung eines einzelnen Medikamentes auf die Atemfunktion läßt sich spezifisch darstellen, da andere Medikamente und Einflüsse fehlen.

Eine intraoperative Messung unterscheidet sich in vielen Punkten davon wesentlich. Die Mitarbeit des Patienten ist durch die Narkose ausgeschaltet. Jede Narkose hat in Zusammenhang mit der Operation und dem Grundleiden einen eigenen Charakter. Der untersuchende Anaesthesist muß sich in erster Linie auf den Ablauf der Narkose konzentrieren und die Ventilationsmessung diesem Ablauf anpassen. Die Meßbedingungen können nur in engen Grenzen variiert werden, da eine Gefährdung des Patienten unter allen Umständen verhindert werden muß. Eine spezifische Medikamentenwirkung läßt sich nur approximativ erfassen, weil es sich stets um eine Kombination mit mehreren anderen Medikamenten handelt, die zur Erhaltung der Narkose erforderlich sind und die sich gegenseitig addieren, potenzieren, aufheben oder auch indifferent verhalten können. Und schließlich ändern sich die intraoperativen Bedingungen laufend, die Narkose muß vertieft oder abgeflacht, eine Relaxation verstärkt oder aufgehoben werden. Auch bei thoraxfernen Operationen wird die Operation die Ventilation beeinflussen. Ein steady state wird unter den aufgeführten intraoperativen Meßbedingungen, wenn überhaupt, nur sehr kurz eintreten.

Unsere intraoperativen Verlaufsmessungen sollten eine objektive Messung jener vitalen Funktionen der Respiration darstellen, die durch die Narkose beeinflußt oder wie im Falle einer Beatmung vom Anaesthesisten übernommen werden.

Neben dieser reinen Meßfunktion gewinnen aber die intra- und unmittelbar postoperativen Ventilationsmessungen neue Bedeutung. Eine Reihe von Funktionen werden durch die Narkose nicht allein von der Norm, zu der wir sie meist zurückzuführen bemüht sind, abgedrängt, sondern die Normgrößen scheinen sich auch in manchen Funktionen zu verschieben, so daß eine eigene Pathophysiologie der Narkose zu entstehen beginnt.

Unsere Messungen fanden sämtlich bei Kindern unter 3 Lebensjahren statt, die wegen eines größeren Eingriffs narkotisiert, relaxiert und intubiert wurden. Bei älteren Kindern wurde lediglich zu bestimmten Vorprüfungen die Ventilation mit unserer Apparatur gemessen. Die Begrenzung bis zu 3 Jahren ergibt sich aus der Anwendbarkeit des Spülsystems, das als Narkosezusatzgerät über dieses Alter hinaus nicht mehr anwendbar ist. Bei Kindern über 3 Jahren kann auf einen besonderen Narkosezusatz verzichtet und das normale Kreissystem des Erwachsenen mit den hier bereits ausgebauten Kontrollmöglichkeiten benutzt werden.

Die Ventilationskontrolle ist bei Kindern über 3 Jahren zwar schwieriger als bei Erwachsenen, doch unvergleichlich einfacher als bei Neugeborenen und Säuglingen. Es war daher unser Ziel, vor allem bei den kleinsten Patienten eine gesteuerte Beatmung mit fortlaufender quantitativer Messung der wichtigsten Ventilationsgrößen anzustreben.

Von den in den Jahren 1963–1965 von der Anaesthesieabteilung der Medizinischen Fakultät der Freien Universität Berlin durchgeführten 1013 Narkosen an Kindern unter 3 Lebensjahren waren 474 mit endotrachealer Intubation erfolgt [80]. Bei den übrigen war eine kurzfristige oder komplette Muskelrelaxation nicht erforderlich, so daß die Spontanatmung beibehalten und das Narkosegasgemisch über eine dicht sitzende Maske appliziert werden konnte. Diese Narkosen sind wegen der oft nur kleinen Eingriffe relativ kurz, so daß sich eine Ventilationskontrolle erübrigt.

Von den 1013 Kindern wurden 797 im Bereich der Chirurgischen und Urologischen Klinik operiert. Diese beiden Kliniken haben einen gemeinsamen Operationstrakt, in dessen Nähe sich auch das Labor unserer Abteilung befindet. Bei insgesamt 797 Kindernarkosen in der Chirurgie und Urologie war in 295 Fällen = 37% eine Muskelrelaxation und eine Intubation mit künstlicher Beatmung erforderlich. Von diesen Narkosen mit Intubation blieben von uns jene Fälle unberücksichtigt, die eine Narkosedauer von weniger als 30 min erwarten ließen (Anus praeter, Pylorusstenosen, Witzelfisteln, Halszysten usw.). Diese Narkosen machen rund 60% der Gesamtintubationen aus, so daß schließlich ca. 90 Anaesthesien mit längerer Intubation und künstlicher Beatmung für unsere Messungen ausgewählt wurden. Diese bestanden in den ersten 1½ Jahren aus der CO_2-Kontrolle. Erst ab Juli 1965 waren wir in der Lage, zusätzlich auch die Pneumotachographie mit Volumenintegration durchzuführen.

Ende 1963 begannen wir, die Besonderheiten der respiratorischen CO_2-Messungen mit Hilfe der Ultrarotabsorption zu überprüfen und entwickelten das Fraktionsverfahren, das nach den notwendigen Voruntersuchungen ab Anfang 1964 eingesetzt werden konnte. Bis Anfang 1966 benutzten wir zur Impulsauslösung beim Fraktionsverfahren den Beatmungsdruck und seitdem nach Ausbau der Pneumotachographie die Atemgeschwindigkeitskurve.

Die inspiratorische CO_2 hatte insofern ein bevorzugtes Interesse, als über die Höhe des Frischgasstromes beim Spülsystem unterschiedliche Angaben bestanden [162, 164, 171, 197, 274, 364], die eine genaue Einstellung des jeweiligen Mindestflows nicht zuließen. Klinische Beobachtungen bei Verwendung des Spülsystems zur Säuglingsnarkose hatten ergeben, daß oft ein höherer Gasstrom als das Zwei- bis Dreifache des altersentsprechenden Atemminutenvolumens notwendig war [171, 364].

Beim Spülsystem nach Ayre und Magill, das als halboffenes System völlig ventilfrei ist, wird eine Rückatmung nur durch einen ausreichend hohen Frischgasstrom vermieden. Die Höhe des Frischgasstromes muß theoretisch so groß sein, daß er die maximale Inspirationsgeschwindigkeit eben übersteigt. Da die maximale Inspirationsgeschwindigkeit jedoch nur für Bruchteile von Sekunden errreicht, in der übrigen Zeit der Inspiration die Inspirationsgeschwindigkeit (Abb. 12) jedoch niedriger liegt, fließt der überschießende Frischgasstrom über den Spülschlauch ab, wobei er die dort vorliegende Exspirationsluft vor sich herschiebt, also auspült. Eine gewisse Rückatmung aus dem Spülschlauch ist in dem Maße erlaubt, in dem Frischgas aus dem Spülschlauch rückgeatmet wird. Liegt der Frischgasstrom jedoch unter der mittleren Inspirationsgeschwindigkeit, so wird in den Spitzen der Inspiration ein größeres Volumen aus dem Spülschlauch aspiriert werden, das nun Teile von Alveolarluft der letzten Exspiration enthält. Diese schwer zu erfassenden Misch- und Spülvorgänge münden letztlich in die Frage: Bei welchem Frischgasstrom atmet der Patient noch ein CO_2-haltiges Gemisch ein und wann nicht mehr?

Die ersten Messungen während 40 Kinderanaesthesien, die nach den erwähnten Gesichtspunkten ausgewählt wurden, hatten ergeben, daß vor allem bei Neugeborenen und Säuglingen ein wesentlich höherer Flow als der von HAHN und BLÖMER ermittelten Inspirationsgeschwindigkeit und auch ein höherer als der von EPSTEIN angegebene Mindestflow, den wir bis zu unseren Untersuchungen jeweils einstellten, vom Dreifachen des Atemminutenvolumens notwendig ist. Wir ermittelten daher jenen Flow, bei dem die inspiratorische CO_2 sicher unter 0,2 Vol.-% lag [169]. Dabei zeigte sich eine verständliche Abhängigkeit von der Atemfrequenz in dem Sinne, daß mit ansteigender Frequenz ein höherer Frischgasstrom erforderlich wird.

Bei weiteren 19 Anaesthesien bei Säuglingen und Kleinkindern im Alter von 8 Std bis zu 3 Jahren (Tab. 6) haben wir durch jeweils kurzfristige Änderung des Frischgasstromes und gleichzeitiger CO_2-Kontrolle (Abb. 16) jenen Flow ermittelt, bei dem die inspiratorische CO_2 sicher unter 0,2 Vol.-% lag. Es bestätigte sich im wesentlichen die Notwendigkeit, einen relativ hohen Frischgasstrom auch schon bei Neugeborenen und Säuglingen einzustellen, wobei als Minimalwert bei einer Beatmungsfrequenz zwischen 35 und 60/min ein Flow von 8 l/min angenommen werden muß. Diese neueren Ergebnisse korrigieren die früheren lediglich im unteren Bereich (Abb. 17). Die Angaben über Frischgasströme verstehen sich als Summe von Sauerstoff und Lachgas bei Operationstemperaturen (20–24° C).

In grober, doch zuverlässiger Annäherung können wir annehmen:

$$\dot{F} = 8 + \frac{A}{12} \ (l/min)$$

wobei A das Alter in Monaten darstellt. Bei einem Lebensalter von einem Monat und weniger liegt der erforderliche Frischgasstrom bei 8 l/min, bei 2 Jahren bei 10 l/min.

Ein erhöhter inspiratorischer CO_2-Gehalt (F_{ICO_2}) wird nach der Bohrschen Formel den alveolären CO_2-Druck (P_{ACO_2}) bei konstanter

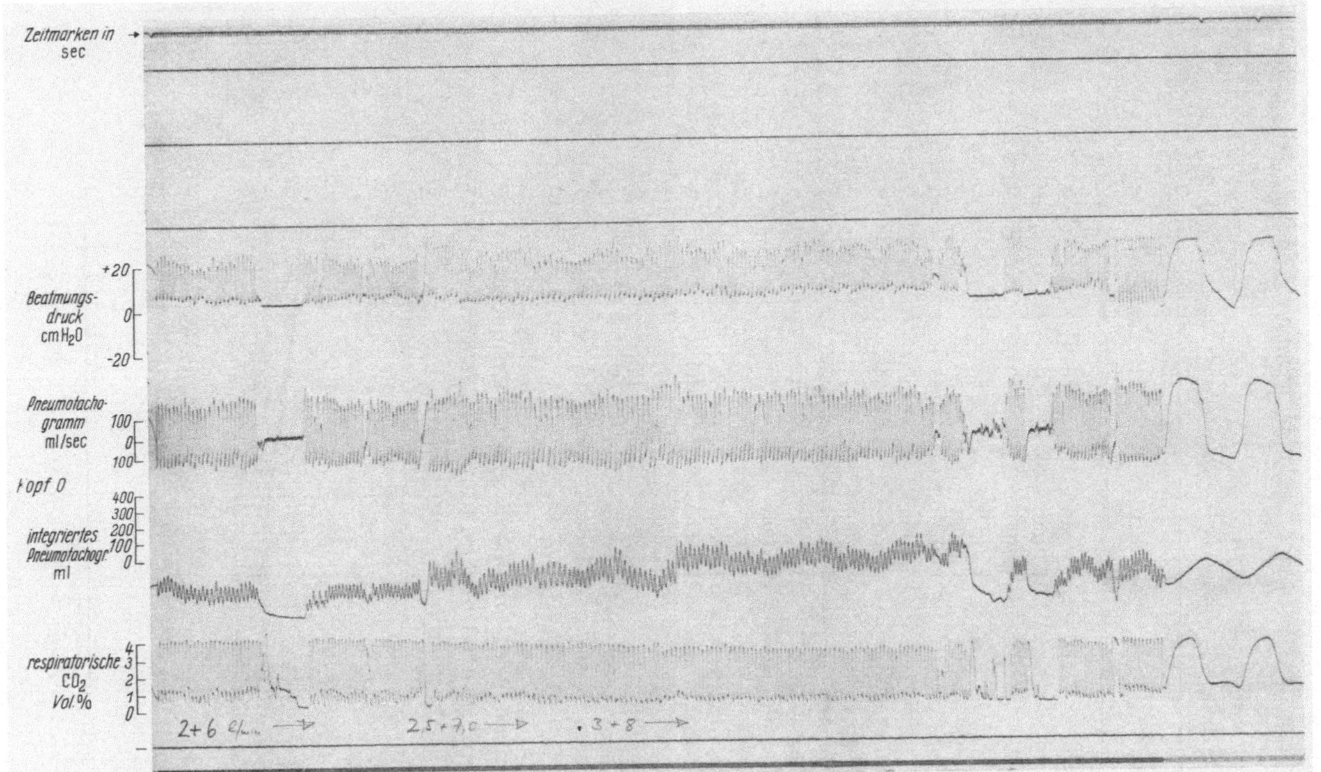

Abb. 16. Ausschnitt aus einer Registrierung. Ein 2,9 Jahre altes Mädchen (Pat. 18, Tab. 7) wurde an einem Mediastinaltumor operiert. Erst bei einem Frischgasflow von 11 l/min ist eine Rückatmung ausgeschlossen. Beatmung zunächst manuell, am Ende des Ausschnitts automatisch mit Wechseldruck

Ventilation um den gleichen Anteil erhöhen (Abb. 16). Unberücksichtigt
bleiben bei den Problemen der Rückatmung die Verhältnisse auf der
Sauerstoffseite. Hier wird eine Rückatmung immer dann zu einer gefähr-

Tabelle 6.   *Mindestflow = inspiratorische* CO_2 < 0,2 Vol.- %

Lfd. Nr.	Alter	Mindestflow	Frequenz	(exsp. CO_2)
1.	8 Std	9 l/min	60	4,0
2.	11 Std	10 l/min	50	4,0
3.	24 Std	8 l/min	45	3,9
4.	3 Tage	8 l/min	45	1,5
5.	4 Tage	8 l/min	50	2,0
6.	7 Tage	8 l/min	45	2,0
7.	8 Tage	9,5 l/min	60	4,5
8.	4 Wochen	8 l/min	44	1,8
9.	5 Wochen	8 l/min	33	2,0
10.	6 Wochen	8 l/min	36	2,7
11.	2 Monate	11 l/min	65	2,5
12.	3 Monate	10 l/min	35	1,5 (!)
13.	8 Monate	9,5 l/min	40	2,5
14.	9 Monate	11 l/min	60	2,9
15.	1 Jahr, 4 Mon.	11 l/min	40	4,0
16.	2 Jahre	10 l/min	50	3,2
17.	$2^3/_4$ Jahre	11 l/min	15	2,9
18.	3 Jahre	8 l/min	42	3,0
19.	3 Jahre	11 l/min	16	3,5

lichen Senkung des inspiratorischen Sauerstoffdruckes (P_{IO_2}) führen,
je näher der Sauerstoffanteil im Inspirationsgemisch an die Minimalgrenze
von 20% gesenkt wird.

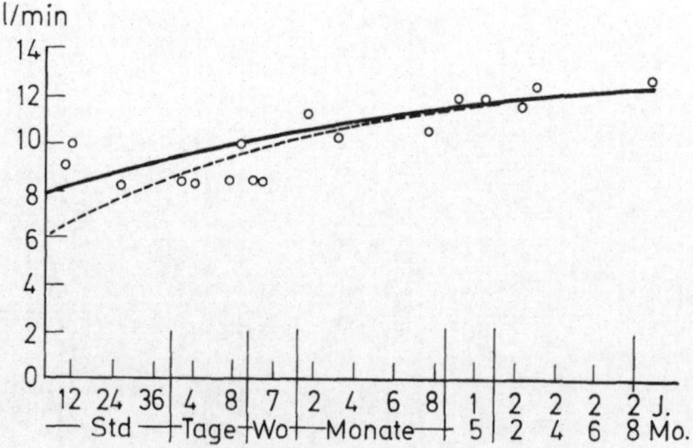

Abb. 17. Minimaler Frischgasflow bei Verwendung des Spülsystems in Abhängigkeit vom Lebensalter. (Gestrichelte Linie: frühere Kurve aus ersten Messungen)

Eine Hypoventilation, die allein oder zusammen mit der Wirkung von Narkotica und Operation zu manchen Zwischenfällen in der Säuglingsanaesthesie geführt hat [14, 92, 292], soll sich vermeiden lassen durch:

1. kontinuierliche CO_2-Homöostase, d. h. Anpassung der alveolären Ventilation an einen alveolären CO_2-Druck um 35 mmHg = 4,6 Vol.-%,

2. kontinuierliche Registrierung der effektiven Ventilation,

3. fortlaufende Berechnung des Atemzugvolumens aus verschiedenen Inspirationsdrucken [99, 284, 285, 286, 362] und

4. durch eine leichte bis mittlere Hyperventilation.

Gerade die letztgenannte Möglichkeit wurde und wird häufig praktiziert, was jedoch aus zwei Gründen problematisch erscheint. Einmal benötigt der Säugling stärker als der Erwachsene einen ausreichenden P_{aCO_2} zur Regulierung des Gefäßtonus [262, 266], und zum anderen flutet das Inhalationsnarkoticum (Halothan oder Äther) bei Hyperventilation schneller an, was bei der erhöhten Empfindlichkeit des Säuglings gegenüber manchen Narkotica zu plötzlicher Herz-Kreislaufdepression führen kann [1, 214].

In der letztgenannten Tab. 6 sind zur Überprüfung der Beatmungstechnik neben dem jeweils ermittelten Mindestflow auch die zugehörigen Atemfrequenzen und die endexspiratorischen CO_2-Werte eingetragen.

Eine besonders starke Hyperventilation bei z. T. altersentsprechenden Atemfrequenzen fand sich bei den Säuglingen von 3 Tagen bis zu 9 Monaten, wogegen bei Neugeborenen und den 2–3jährigen die Hyperventilation weniger stark ausgeprägt ist. Eine kontrollierte Normoventilation, wie wir sie anstreben, ist allein möglich durch gleichzeitige Messung der alveolären CO_2 *und* der effektiven Ventilation. Eine Berechnung aus Nomogrammen oder aus verschiedenen Inspirationsdrucken [286] kann die wechselnden intraoperativen Bedingungen nicht berücksichtigen.

Eine *intraoperative Volumenkontrolle* zur kontinuierlichen Messung der effektiven Ventilation ist, wie bereits dargestellt, nur durch das integrierte Pneumotachogramm zu erreichen. Wir waren seit Mitte des vergangenen Jahres in der Lage, das integrierte Pneumotachogramm auch intraoperativ einzusetzen, und konnten an 18 Neugeborenen, Säuglingen und Kleinkindern mit größeren Eingriffen und längeren Narkosen das Atemminutenvolumen ($\dot{V}_E$) mit zugehöriger alveolärer CO_2 (F_{ACO_2}) fortlaufend messen (Abb. 18). In der Tab. 7 sind jeweils Werte aus einzelnen steady-state-Phasen herausgegriffen, die ein repräsentatives Bild der augenblicklichen Ventilation ergeben. Auch in diesen Untersuchungen zeigt sich erneut, wie extrem z. T. die Kinder hyperventiliert werden. Ein Normwert kann augenscheinlich auch vom Geübten nicht abgeschätzt werden.

Es muß hier nochmals betont werden, daß unsere Messungen zunächst rein deskriptiven Charakter hatten. Die Narkoseführung, die zwangsläufig von einem anderen Anaesthesisten durchgeführt wurde, blieb unbeeinflußt.

Erst mit zunehmender Sicherheit in der intraoperativen Meßtechnik wurde
langsam auf die Narkoseführung, insbesondere auf einzelne Ventilationsgrößen, Einfluß genommen. Letztlich ist ja Ziel der Messungen die Aus-
arbeitung einer dem jeweiligen Bedarf angepaßten Normoventilation.

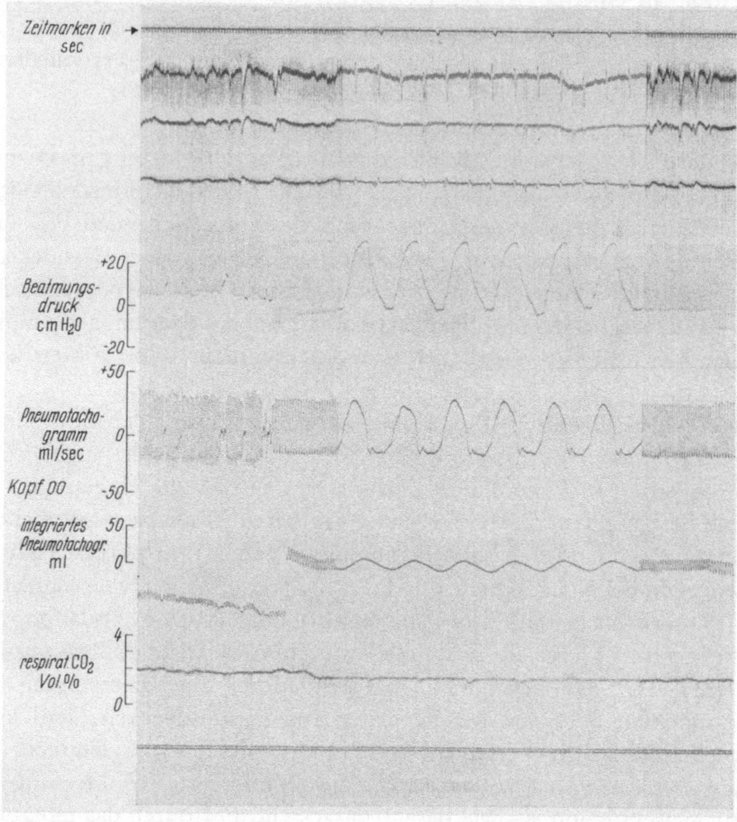

Abb. 18. Ausschnitt aus einer Registrierung. Das 8 Std alte Neugeborene
wurde an einer Oesophagusatresie operiert. Es wurde zu den Respirationsgrößen
auch das EKG mit drei Ableitungen aufgezeichnet. Die Beatmung erfolgte auch
hier zunächst manuell, dann automatisch mit Wechseldruck. In der CO_2-Aufzeich-
nung zeigte sich die extreme Hyperventilation mit endexspiratorischen Werten um
2,0 Vol.-% (Pat. 1, Tab. 7)

Eine Hyperventilation ist bei narkotisierten Kindern möglich durch
Erhöhung der Beatmungsfrequenzen, des Atemzugvolumens oder von
beiden. Die Neugeborenen (Pat. 1–4, Tab. 7) haben durchweg ein erhöhtes
Atemminutenvolumen (normal 525 ml/min, Tab. 2). Lediglich bei Pat. 1
ist bei der ersten und dritten Messung die Ventilation (AMV 660 bzw.
585 ml) nahezu im Normbereich, die alveolären CO_2-Werte zeigen dem-

Tabelle 7

Lfd. Nr.	Alter und Operation	Gewicht g/kg	Beat-mung Frequ.	V_T ml (BTPS)	$\dot{V}_E$ l/min	F_{ACO_2} Vol.-% (ATPS)	Beatm.-druck cm H_2O	Compliance ml/cm H_2O
1.	8 Std Oesophag. Atresie-Op.	2500	66[a] 63 39	10[a] 20 15	660[a] 1260 585	4,0 2,0 3,2	— 22 37	0,55[a] 0,7
2.	2 Tage Oesopgah. Atresie-Op.	2700	27 24 24 24	30 40 40 50	810 960 960 1200	3,0 3,5 3,0 2,9	10 30 24	3,0 1,5 1,45
3.	4 Tage Analatresie-Op.	2905	51	30	1530	2,0	--·	—
4.	7 Tage Lymphang-iom-Exstirp.	3650	45	30	1350	1,8	32	0,95
5.	4 Wochen Hiatushernien-Plastik	3470	44 30	20 35	880 1050	1,8 1,6	28 32	7,1 7,8
6.	5 Wochen Nephrektomie (Nieren-Art.-Stenose)	4030	33 33	30 20	990 660	2,0 1,6	15 18	2,3 1,4
7.	6 Wochen Boariplastik	4490	36 30 45	60 70 80	2160 2100 3600	2,7 4,1 2,5	20 — 30	3,0 — 2,6
8.	2 Monate Blasen-resektion	4018	66 54	25 30	1650 1620	2,5 2,5	18 20 28	2,2 2,0 1,1
9.	3 Monate Duodenal-stenose-Op.	5140	36 87 42 33	70 30 75 150	2520 1600 3150 4950	1,5 1,5 1,5 1,5	25 25 20	1,2 2,8 6,0
10.	8 Monate Ureterplastik bei Megaureter spontan:	8,0	48 39 81 24 81	110 150 80 130 50	5280 5850 6480 3120 4050	2,7 2,5 1,8 2,2 4,5	30 23	3,65 6,5
11.	9 Monate Ductus Botalli-Lig.	5,0	75	30	2250	∅		
12.	9 Monate Megacolon-Op.	9,3	45 30	— — —	— — —	3,6 4,3	30 — —	0,85 — —

[a] Normwerte siehe Tab. 2

Klinische Ergebnisse

Tabelle 7 (Fortsetzung)

Lfd. Nr.	Alter und Operation	Gewicht kg	Beat-mung Frequ.	V_T ml (BTPS)	$\dot{V}$ l/min	F_{ACO_2} Vol % (ATPS)	Beatm.-druck cm H_2O	Compliance ml/cm H_2O
13.	9 Monate Hiatushernien-Plastik	7,96	69 60	60 180	4500 10800	2,9 2,9	30 —	3,3 —
14.	13 Monate Fallot-Blalock	10,5	54 36	20 25	1080 900	2,7 3,5		
15.	1 Jahr, 4 Mon. Blasensp.-Op.	11,0	42 40	— —	— —	3,5 4,0	— —	— —
16.	2 Jahre Mediastinal-tumor-Ex-stirpation	11,0	80 50 36 72	50 40 80 60	4000 2000 2880 4320	3,8 3,2 3,0 2,5	30 25	1,9 vor 3,6 nach Entfaltung der Lunge
17.	$2^1/_2$ Jahre Fallot-Blalock	10,0	24	—	—	4,4		
18.	$2^3/_4$ Jahre Mediastinal-tumor-Ex-stirpation	11,3	14 15	100 120	1400 1800	3,0 2,9	20	5,2
19.	3 Jahre Pyelolitho-tomie	8,0	42	75	3150	3,0	18 22	4,15 3,4
20.	3 Jahre Wilmstumor-Exstirpation	10,5	16	110	1760	3,5	18 13	5,5 7,6
21.	3 Jahre Ductus Botalli-Lig.	15,5	30 30	90 190	2700 5700	4,9 4,0	35 18	7,3 5,0

entsprechend nur eine geringe Senkung unter den Normbereich an. Die übrigen Neugeborenen zeigen ein AMV, das über das Zweifache des Normwertes (bei Pat. 3 sogar fast auf das Dreifache) gesteigert ist. Die alveolären CO_2-Werte liegen dann unter 3 Vol.-%.

Bei den Säuglingen (2.–12. Woche), bei denen das normale Atemminutenvolumen nur auf 550 ml/min (Tab. 2) ansteigt, liegt ebenfalls eine ausgeprägte Hyperventilation vor. Ein Extremfall (Pat. 9, Tab. 7) sei herausgegriffen, bei dem das Atemminutenvolumen ($\dot{V}_E$) auf fast 5 l/min gesteigert wurde, und zwar bei normaler Frequenz durch Erhöhung des Atemzugvolumens (V_T) von normal 20 ml auf 150 ml. Diese Steigerung ist nur möglich durch Relaxation und eine Erhöhung der Compliance auf 6 ml/cm H_2O Beatmungsdruck. Der alveoläre CO_2-Gehalt spiegelt mit

1,5 Vol.-% diese extreme Hyperventilation wider. Auch bei nur gering gesteigertem AMV (Pat. 6, Tab. 7) liegen die CO_2-Werte niedrig. Gleichzeitig kann bei Kindern dieses Alters intra operationem die Körpertemperatur bei Fehlen einer Wärmematte beträchtlich sinken [80, 114, 163, 179].

Bei den Kleinkindern (12 Wochen bis 3 Jahre) finden wir ebenfalls eine deutliche Hyperventilation. Der Normwert des Atemminutenvolumens von 1800 ml (Tab. 2) wird bis auf die Pat. 14 und 18 (Tab. 7) stark, z. T. bis zum Sechsfachen (Pat. 13) überschritten.

Die CO_2-Werte verhalten sich analog, liegen sämtlich unter 5 Vol.-%, die meisten unter 4 Vol.-%. Die Beatmungsfrequenzen schwanken zwischen 14/min (Pat. 18) und 81/min (Pat. 10). Das kleinste Atemzugvolumen war mit 20 ml (Pat. 14) um ein Viertel des Normbeereiches (80 ml) zu gering gewählt. Doch auch hier liegt der alveoläre CO_2 bei einem Atemminutenvolumen von 1080 ml noch bei 3,5 Vol.-%. Es hat den Anschein, als lägen in Narkose die Normbereiche für einzelne Ventilationsgrößen, wie sie von Pädiatern und Physiologen unter den erwähnten Laborbedingungen gefunden wurden, niedriger als bei den wachen Kindern.

Die gegen Ende der Operation einsetzende Spontanatmung ist in den meisten Fällen schwer auszuwerten, da die Kinder dann sehr unruhig werden und bei ausreichendem Atemminutenvolumen sofort extubiert werden müssen. Die Pat. 10 konnte jedoch mit abflachender Narkose auch noch unter suffizienter Spontanatmung intubiert gelassen werden. Die gemessenen Werte zeigen, daß unter der Hypoventilation, die jedem Übergang zur Spontanatmung vorausgeht, die CO_2 sehr schnell angestiegen ist und das Kind auch mit erlangter Fähigkeit zur Hyperventilation (AMV jetzt 4,050 ml) die CO_2 mit 4,5 Vol.-% gegenüber den Werten unter Beatmung noch hoch liegt. In dieser Phase des Narkoseendes ist jedoch nur selten ein steady state erreichbar, da mit dem Abfluten der Narkotica in rascher Folge die Narkosestadien durchlaufen werden und erste Schmerzsensationen die Excitation verstärken (Abb. 19). Um die komplizierten Vorgänge beim Narkoseende zu erfassen, ist ein späteres Abfluten der Narkotica und ein späteres Aufheben der Muskelrelaxation erforderlich. Das heißt aber, daß zugunsten einer Ventilationskontrolle der Narkoseablauf verändert wird und sich nicht mehr allein an die operativen Belange hält. Das würde jedoch den Rahmen sprengen, den wir uns für die ersten intraoperativen Messungen gesteckt hatten.

Betrachten wir das Atemzugvolumen in Tab. 7 getrennt, so fällt auf, daß bei allen Kindern mit zunehmender oder abflachender Relaxation der Normwert überschritten wird. Da die mittlere Beatmungsfrequenz weder bei maschineller noch bei manueller Beatmung über 70/min angehoben werden kann (was beim Neugeborenen eine Verdoppelung der normalen Frequenz bedeutete), ist die teilweise extreme Hyperventilation im wesent-

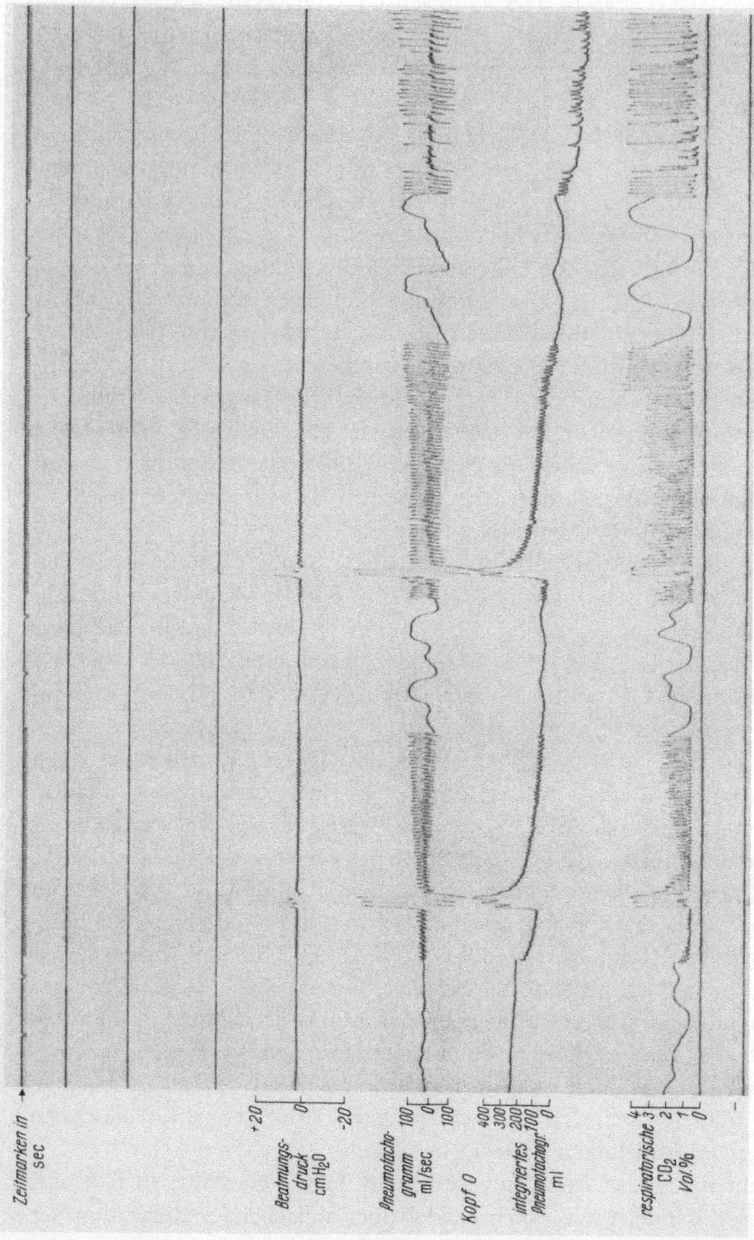

Abb. 19. Registrierung des gleichen Kindes wie Abb. 17. Ende der Operation mit langsam einsetzender Spontanatmung, zunächst insuffizient, dann aber ausreichend, schließlich sehr unruhig mit Einsetzen der Husten- und Würgreflexe, so daß exturbiert werden mußte

lichen durch Steigerung des Atemzugvolumens erreicht. Das ist wiederum nur möglich durch Erhöhung des Inspirationsdruckes. Keine manuelle Beatmung wurde mit Inspirationsdrucken unter 20 cm durchgeführt, zum Teil lagen die Drucke über 30 cm H_2O (Pat. 1, 3, 5 und 21 in Tab. 7). Diese Beatmungsdrucke werden ebenfalls aus Sicherheitsgründen gewählt, weil als einzige Kontrollmöglichkeit der Ventilation vor Einführen der offenen

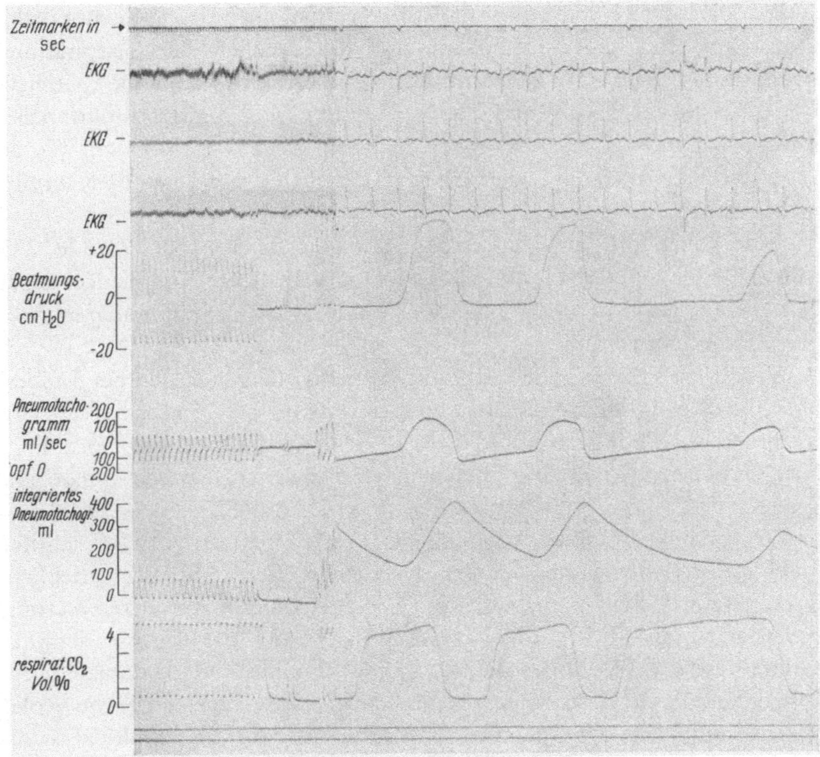

Abb. 20. Abhängigkeit des Atemzugvolumens vom Inspirationsdruck. Bei diesem 3 Jahre alten Kind (Operation eines Ductus Botalli persistens) wurde mit Drucken bis 20 cm H_2O 100 ml (Compliance 5 ml/cm H_2O) ventiliert. Bei einem Inspirationsdruck von fast 30 cm H_2O wird das Atemzugvolumen auf über 250 ml gesteigert. (Compliance über 8 ml/cm H_2O)

Spirometrie die Größe der Thoraxexkursionen existierte. Bei maschineller Beatmung mit Sog in der Exspirationsphase (WDB) kann in vielen Fällen der inspiratorische Druck bei gleichem oder sogar vergrößertem Atemzugvolumen (V_T) gesenkt werden (Abb. 20). Erst mit exakter Kontrolle der realen Ventilation durch tubusnahes Einschalten eines passenden Pneumotachographiekopfes und der Möglichkeit der Volumenintegration ist auch bei Säuglingen die extreme Hyperventilation meßbar und damit vermeidbar geworden.

Bei der ohnehin sehr kleinen Gesamtcompliance des kindlichen Thorax (Tab. 2 [64, 82, 122, 212, 300]) ist es an sich erstaunlich, daß mit den erwähnten Beatmungsdrucken das Atemzugvolumen auf das Vierfache (Pat. 7) oder sogar Siebenfache (Pat. 9) des normalen Atemzugvolumens erhöht werden konnte. Verändert sich die Gesamtcompliance in Narkose auch bei Kindern? Wir haben deshalb versucht, auch den transthorakalen Druck am Ende einer Inspiration und das dazugehörige Exspirationsvolumen [64, 339, 412] zu bestimmen. Wir erhalten damit die „einfache Compliance" von Lunge und Thorax. Da eine Messung der funktionellen Residualkapazität (FRK) uns noch nicht möglich war, konnten wir die „spezifische Compliance", die sich aus Compliance pro Liter FRK ergibt, nicht bestimmen.

Eine Reihe von Autoren [53, 54, 64, 77, 77, 82, 90, 126, 127, 128, 273, 328, 329] weisen darauf hin, daß die intraoperative Compliance durch Narkose, Relaxation und Operation wesentliche Verminderungen vom Normalwert aufweist.

Vergleichsweise liegt die Compliance beim Neugeborenen bei 5 ml/cm H_2O, beim Säugling bei 10 und beim Kleinkind bei 16 ml/cm H_2O (Erwachsener = 100 ml/cm H_2O; Tab. 2). Die Compliance liegt also beim Neugeborenen sehr niedrig. Bei einem Lebensalter von nur 3 min sind Werte von 2 ml/cm H_2O gemessen worden [122, 363].

Die von uns intraoperativ gefundenen Werte liegen ebenfalls beträchtlich unter diesen Normwerten. Außer der Erniedrigung fällt eine erhebliche intraoperative Schwankung auf, wie sie ebenfalls auch von anderen Autoren gefunden wurde [54, 90, 126, 127, 128, 273]. Die Tiefe der Narkose, der Relaxation, Art der Lagerung, der Druck auf Thorax und Abdomen durch Instrumente und Assistenten spielen dabei eine unterschiedliche Rolle. Einen Einfluß von der Operationsart konnten wir nicht feststellen: Sowohl bei rein abdominellen Eingriffen (Pat. 7, 8, 9, 10, 19 und 20 = 14 Werte) ist die Compliance mit Werten um 3,5 ml/cm H_2O ebenso erniedrigt wie bei Operationen mit Thorakotomien (Pat. 1, 2, 5, 13, 16, 18, 21), wo der Mittelwert aus 14 Messungen ebenfalls bei 3,5 ml/cm H_2O liegt. Die großen Schwankungen (niedrigster Wert 0,55 und höchster 7,8 ml/cm H_2O) zeigen die unterschiedliche Beeinflussung der Thoraxdehnbarkeit während verschiedener Operationen. Eine Konstanz des Beatmungsdruckes gewährleistet unter den intraoperativen Bedingungen also keineswegs eine Konstanz der Ventilation.

10. Zusammenfassung

Eine Ventilationskontrolle in der Kleinkinderanaesthesie ist aus mehreren Gründen notwendig und interessant. Die Respiration stellt beim Neugeborenen und jungen Säugling ein noch anfälliges Funktionssystem dar. In jeder Narkose wird sie aber durch Narkotica oder Muskelrelaxantien beeinträchtigt. Beim größeren Kind und Erwachsenen kann die Atmung durch relativ einfache Geräte bereits gemessen, überwacht und gesteuert werden. Beim Säugling lassen sich die kleinen Ventilationswerte auch nicht annähernd schätzen. Einziger Ausweg zur Vermeidung einer Hypoventilation mit Hypoxie und Hyperkapnie bleibt die Beatmung mit zum Teil erheblicher Hyperventilation.

Beim Erwachsenen ist die kontinuierliche Messung des inspiratorischen und exspiratorischen CO_2-Verlaufs innerhalb eines Atemzuges zur Bestimmung des Beatmungseffektes technisch und klinisch weitgehend gelöst. Auch die gleichzeitige, wiederholbare Bestimmung der arteriellen oder zentral-venösen Blutgaswerte ist verbeitet.

Beim Neugeborenen und Säugling waren wir zur Kontrolle der Ventilation bis vor kurzer Zeit allein noch auf allgemein-klinische Zeichen wie Hautfarbe, Hauttemperatur, Muskeltonus, Lautstärke der Atemgeräusche und Herztöne angewiesen. Eine größere Erfahrung war notwendig, in der Beatmungstechnik in diesem Lebensalter eine ausreichende Sicherheit zu erlangen und damit das Narkoserisiko zu senken.

Eine intraoperative Ventilationskontrolle bei Neugeborenen und Säuglingen war bislang nicht möglich, da die klassische Spirometrie mit dem Prinzip der Kroghschen Glocke mit der Narkosetechnik nicht vereinbar ist. Auch die üblichen Trockengasuhren sind wegen des zu großen Totraumes und der zu geringen Empfindlichkeit hier nicht anwendbar.

Es ergeben sich folgende Forderungen an Meßverfahren für die Ventilation in der Neugeborenen- und Säuglingsanaesthesie:

1. die Unabhängigkeit von Beatmungsdrucken,
2. Variationsmöglichkeiten in der Gaszusammensetzung,
3. minimaler zusätzlicher Totraum und
4. geringster Atemwiderstand.

Bei der *Pneumotachographie* werden der Differenzdruck, nicht aber gleichsinnige Druckschwankungen an den Enden des Meßkopfes abgegriffen. Wie wir feststellen konnten, werden die ermittelten Werte durch den Beatmungsdruck nicht beeinflußt. Somit kann die Pneumotachographie in ein *Applikationssystem* beim narkotisierten Patienten mit spontaner oder künstlicher Ventilation eingeschaltet werden.

Der Differenzdruck ist bei gleicher Durchströmungsgeschwindigkeit abhängig von der *Viscosität* des durchströmenden Gases. Es wird nachgewiesen, daß die in der Anaesthesie üblichen Sauerstoff-Lachgas-Gemische in den Eichkurven der Pneumotachographieköpfe dicht bei den Luftwerten liegen, so daß bei einer Standardabweichung der Einzelmessung von ± 2,5 Vol.-% diese Fehlermöglichkeit gering ist und für klinische Messungen weitgehend vernachlässigt werden kann. Den Problemen der Volumeneichung kann durch wiederholte Zwischeneichungen mit einem Eichvolumen aus dem Wege gegangen werden.

Die zusätzliche *Totraumvergrößerung* ist minimal, da die Pneumotachographieköpfe den zusätzlichen Totraum um 1,7 ml bzw. 4,7 ml erhöhen, was bereits durch die Intubation ausgeglichen wird.

Eine *Widerstandserhöhung* in den Beatmungssystemen findet nicht statt, da der Innendurchmesser der Pneumotachographieköpfe größer ist als die jeweiligen Innendurchmesser der Endotrachealtuben.

Die fortlaufende Registrierung der *respiratorischen* CO_2 hat sich bei Erwachsenen als einfachste Methode zur Kontrolle der Ventilation bewährt. Sie ist jedoch nicht ohne besondere Adaptation bei Kindern aus folgenden Gründen anwendbar: Die für den URAS-Analysator notwendige Absauggeschwindigkeit ist größer als die Exspirationsgeschwindigkeit, so daß das Volumen der Exspiration zur Füllung der Analysenkammer bei Neugeborenen und Säuglingen nicht ausreicht. Und zum anderen wird bei den hohen Atemfrequenzen dieses Lebensalters die notwendige Füllzeit der Analysenkammer von der alveolären Exspirationszeit unterschritten.

Eine von uns entwickelte Methode, die wir als Fraktionsverfahren bezeichneten, gestattet es, zu gleichen wählbaren Phasen eines Atemzyklus eine bestimmte Fraktion aus Mundnähe abzuziehen und in den Ultrarotanalysator zu leiten. Bei Kindern unter 2 Lebensjahren kann die alveoläre CO_2-Konzentration, nur nach diesem Verfahren exakt bestimmt werden. Zur Impulsauslösung hat sich dabei das Pneumotachogramm besser bewährt als der Beatmungsdruck, da es auch bei Spontanatmung in ausreichender Amplitude vorliegt und sich der Zeitpunkt der Impulsauslösung leicht einstellen und graphisch kontrollieren läßt. Es ist dazu eine elektronische Apparatur erforderlich, die von uns entwickelt wurde. Im Wechsel von 10–15 Impulsen (gleich Atemzügen) läßt sich die inspiratorische bzw. endexspiratorische CO_2 abgreifen.

Der *Beatmungsdruck*, dessen Messung auch bei Säuglingen keine Schwierigkeiten bereitet, erweitert in Verbindung mit den Volumenwerten die Respirationskontrolle wesentlich. Neben dem mittleren Beatmungsdruck, der bei künstlicher Beatmung niedrig gehalten wird, interessiert der Druckverlauf bei Einsatz verschiedener Respiratoren. In den letzten Jahren hat außerdem die Kenntnis von der *Dehnbarkeit* (Compliance) von Lunge und Thorax unter Narkosebedingungen an Bedeutung gewonnen.

Nach einer Reihe von technischen und klinischen Vorversuchen wurden Atemvolumina, respiratorische CO_2 und Beatmungsdruck intraoperativ bei größeren Operationen an Neugeborenen, Säuglingen und Kleinkindern registriert. Dabei interessierten neben der generellen Anwendbarkeit unseres Verfahrens die bis dahin nicht mögliche Kontrolle unserer üblichen Beatmungsmethode in der Säuglingsanaesthesie sowie noch weitere 4 Fragen:

1. Wie hoch muß bei dem ventillosen, absorberfreien Spülsystem (Narkosezusatzgerät für Säuglinge) der Frischgasstrom sein, um eine Rückatmung zu vermeiden?

Wir erhöhten bei solchen Kindern im Alter von 8 Std bis zu 3 Jahren stufenweise den Frischgasstrom und fixierten jenen Wert, bei dem die inspiratorische CO_2 unter 0,2 Vol.-% lag. Es ergab sich, daß auch bei Neugeborenen bei normofrequenter Atmung der Frischgasstrom schon recht hoch (bei 8 l/min) eingestellt werden muß. Bei 3jährigen Kindern ist eine Steigerung auf über 11 l/min notwendig.

Mit der exakten Bestimmung dieses Minimalflows ist ein wesentlicher Unsicherheitsfaktor bei Verwendung des Spülsystems beseitigt worden.

2. Läßt sich allein nach klinischen Anzeichen eine Normoventilation erreichen?

Bei 18 Kindern (gleiches Alter wie bei der 1. Frage) wurden im Blindversuch das Atemzugvolumen, die Atemfrequenz und die alveoläre CO_2 im intraoperativen steady-state bestimmt. Bei der üblichen, allein nach klinischen Zeichen gesteuerten Narkose war eine leichte bis hochgradige Hyperventilation bei fast allen Kindern zu verzeichnen. Die endexspiratorischen CO_2-Werte lagen sämtlich unter 5 Vol.-%, die meisten unter 3,0 Vol.-%. Das Minutenvolumen unter Beatmung war bei Neugeborenen unter wechselnden Frequenzen schon deutlich (bis zum Dreifachen der Norm), bei Säuglingen dagegen erheblich (bis zum Neunfachen der Norm) gesteigert. Auch bei Ventilation eines nach bisherigen Berichten in der Literatur beurteilten altersentsprechenden Minutenvolumens liegt die alveoläre CO_2 unter 5 Vol.-%, so daß die alveoläre Ventilation auch hier über der Norm liegen muß.

Eine Normoventilation ist bei Kindern in Narkose schon mit Ventilationsgrößen möglich, die unter dem bisher bekannt gewordenen Normbereich gesunder Kinder liegen.

3. Wird die Hyperventilation vorwiegend durch Steigerung der Atemfrequenz oder des Atemzugvolumens hervorgerufen?

Mit manueller oder maschineller Beatmung kann aus rein technischen Gründen die Frequenz nicht mehr als auf den doppelten Normbereich gehoben werden. Die zum Teil extreme Steigerung des Atemminutenvolumens ist somit vornehmlich auf die Erhöhung des Atemzugvolumens zurückzuführen. Bei manueller Beatmung sind dazu Inspirationsdrucke über 20 cm H_2O notwendig. Bei maschineller Beatmung mit Wechseldruck kann bei gleich hohem oder sogar vergrößertem Atemzugvolumen der Inspirationsdruck und damit der mittlere Beatmungsdruck gesenkt werden.

4*

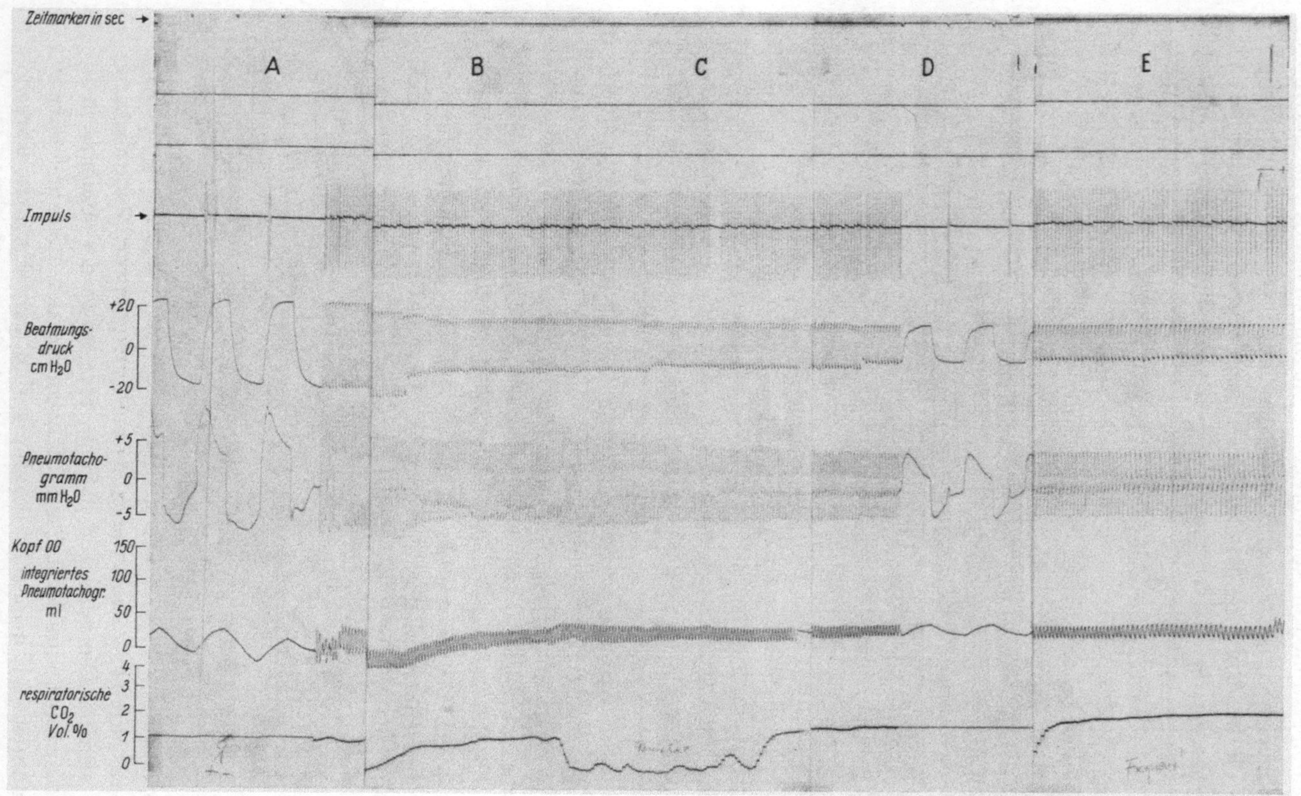

Abb. 21. Beispiel einer gesteuerten Ventilation. Das 38 Std alte Neugeborene (Jejunal-Atresie, Operation am 14. 9. 66 Priv.-Doz. Hasse) wurde anfangs noch hyperventiliert (Norm-AMV 525 ml/min). Durch Reduzierung des Beatmungsdruckes allein kann der Normwert noch nicht angesteuert werden, was erst mit Erniedrigung der Frequenz gelingt. Jetzt steigert die alveoläre CO₂, die im weiteren Narkose-Verlauf bei gleicher Beatmung 4,0 Vol % erreicht

Erläuterung zu Abb. 21:

	A	B	C	D	E
Beatmungsdruck	+ 25	+ 18	+ 15	+ 15	+ 15
cm H_2O	− 18	− 10	− 8	− 3	− 3
f	42	42	42	42	30
V_T ml	40	25	20	15	20
V_E ml/min	680	1050	840	630	600
resp. CO_2 Vol.-%	−	1,5	1,7	1,9	2,5

Die Wechseldruckbeatmung erscheint daher auch aus diesen Gründen bei Säuglingen von Vorteil.

4. Wie hoch ist die intraoperative Compliance?

Die beim Neugeborenen und Säugling ohnehin niedrigen Compliance-Werte liegen bei intraoperativen Messungen deutlich mit 3,5 cm/cm H_2O unter den entsprechenden Normwerten (5 bzw. 10 cm/cm H_2O). Diese Erniedrigung ist unabhängig von Art und Ort der Operation.

Eine künstliche Beatmung bei Neugeborenen und Säuglingen, wie sie bei jedem größeren Eingriff erforderlich wird, kann erst dann von der weitverbreiteten und zum Teil extremen Hyperventilation in eine gesteuerte Normoventilation geführt werden, wenn die operativen Normalwerte bekannt und durch kontinuierliche Kontrollen möglichst vieler Beatmungsgrößen einreguliert werden.

Ein abschließendes Beispiel soll die Möglichkeiten, die die in der vorliegenden Arbeit beschriebene Simultanmessung von Respirationsgrößen in der Säuglingsanaesthesie bietet, an einer nunmehr gesteuerten Normoventilation demonstrieren (Abb. 21).

11. Summary

Monitoring of respiration in adult, infant and particularly newborn anaesthesia is of vital importance. In the case of big children, the respiration can be measured in a simple way like that of the adult and can in the same way be controlled. Such measurements were until recently not possible in infants and newborns, either because the method cannot be incorporated into the special anaesthetic technique used or due to the fact that the sensitivity of the apparatus is limited or its deadspace too large.

For measurements of intraoperative ventilation including also positive-negative pressure ventilation, pneumotachograph and its automatic intergration have been found particularly useful. Because the measurements can be carried out, independent of the ventilatory pressures, with limited additional deadspace and the smallest additional respiratory resistance.

Though the arterial bloodgas concentrations can be determined in children only in exceptional cases, it has been found feasible to adapt the continous CO_2 monitoring to conditions obtaining in newborns. The fractional sampling of gases in the infrared absorption band has been developed by us.

Together with the ventilatory pressure, it is now possible even in newborns to monitor the respiration continously. Such measurements were carried out on 21 anaesthetised children with ages ranging from 8 hs to 3 years, who were relaxed, intubated and given artificial respiration at least for a period of 30 min.

The purely descriptive estimation depicted moderate to high hyperventilation. The minutevolume was tripled in the case of newborns and increase ninefold in infants. Also by maintaining the ventilation at the level consistent with the respective ages, it was found that the alveolar CO_2 was below 5%.

This lowering of the CO_2 can be more readily achieved due to increase in the tidal volume than increase in breathing rate. Under positive-negative pressure breathing the tidalvolume remains increased inspite of reduction of respiratory pressure in contrast to intermittent positive pressure breathing.

The estimated pressure-volume figures (total compliance) is still lower than those expected of the same agegroup under normal conditions.

Artificial respiration in infants can be changed from a relatively hyperventilatory state to a normal ventilation if the ventilatory parameters are known and thereby easily adusted as required.

Ich schulde besonderen Dank meinem Chef, Herrn Prof. Dr. E. KOLB, für großzügige Unterstützung beim Aufbau der Meßanordnung und für unermüdliche Bereitschaft zu wertvollen, vielfältigen Anregungen und Ratschlägen, weiterhin Herrn Dipl.-Ing. FEINDOR (Siemens-Reiniger) sowie Herrn TUSCHE und Herrn JENTSCH (Böhm-Schwarzer) für manche technische Hilfe.

Literatur

1. ADRIANI, J.: The Chemistry and Physics of Anesthesia, ed. 2. Springfield: 311, Charles C. Thomas, Publisher, 1962.
2. —, and T. GRIPPS: Rebreathing in pediatric anesthesia: recommendations and descriptions of improvements in apparatus. Anesthesiology **14**, 337–347 (1953).
3. AITKEN, R. S., and A. E. CLARK-KENNEDY: The concentration of CO_2 in successive portions of an expired breath. J. Physiol. **64**, 17 (1927).
4. ALLEN, T. A., and I. M. STEVEN: Prolonged endotracheal intubation in infants and children. Brit. J. Anaesth. **37**, 566 (1965).
5. ANDERSEN, O., SIGGARD, K. ENGEL, G. GØRGENSEN, and P. ASTRUP: A micromethod for the determination of CO_2 tension, base excess, and standard bicarbonate in blood. Scand. Clin. Lab. Invest. **12**, 172 (1960).
6. ANSCHÜTZ, F., B. DEUBEL, H. CHR. DRUBE u. J. SEUSING: Über die Bedeutung des intrapulmonalen Druckes bei der endotrachealen Beatmung. Anaesthesist **4**, 72 (1955).
7. ANTHONY, A. J. u. H. VENRATH: Funktionsprüfungen der Atmung. 2. Aufl. Leipzig: Barth 1962.
8. ASKROG, V.: Die Beziehungen zwischen dem arterio-alveolären CO_2-Unterschied und dem Blutdruck in der Arteria pulmonalis während der Fluothane-Anaesthesie. Anaesthesist **15**, 213 (1966).
9. ASKROG, V. F.: Die arterio-alveoläre CO_2-Differenz als Ausdruck der Lungenfunktion während der Anaesthesie. Anaesthesist **14**, 336 (1965).
10. —, J. W. PENDER, TH. C. SMITH, and J. E. ECKENHOFF: Changes in respiratory dead space during Halothan Cyclopropan and nitrous oxide anesthesia. Anesthesiology **25**, 342 (1964).
11. ASTRUP, P.: A simple electrometric technique for the determination of carbon dioxide tension in blood and plasma, total content of carbon dioxide in plasma and bicarbonate content in 'separated' plasma at a fixed carbon dioxide tension (40 mmHg). Scand. J. Clin. Lab. Invest. **8**, 33 (1956).
12. AVERY, M. E.: The lung and its disorders in the newborn infant. Philadelphia: W. B. Saunders Co. 1964.
13. —, and C. D. COOK: Volume-pressure relationships of lungs and thorax in fetal, newborn and adult goats. J. appl. Physiol. **16**, 1034 (1961).
14. —, V. CHERNICK, R. E. DUTTON, and S. PERMUTT: Ventilatory response to inspired carbon dioxide in infants and adults. J. Appl. Physiol. **18**, 895 (1963).
15. — —, and S. BORKOWF: Chemoreceptor sensibility to inspired carbon dioxide in newborn infants. Amer. J. Dis. Child. **104**, 518 (1962).
16. —, and C. NORMEND: Respiratory Physiology in the newborn infant. Anesthesiology **26**, 510 (1965).
17. AYRE, P.: Anesthesia for harelip and cleft palate in babies. Brit. J. Surg. **25**, 131 (1937).
18. — The T-piece technique. Brit. J. Anesth. **28**, 520 (1956).
19. BARTELS, H., G. RODEWALD u. E. OPITZ: Untersuchungen zum Problem des Gasaustausches in der Lunge. Klin. Wschr. 31, 1020 (1953).

20. Bartels, H., E. S. Bücherl, C. W. Hertz, G. Rodewald u. M. Schwab: Lungenfunktionsprüfungen. Methoden und Beispiele klinischer Anwendung. Berlin-Göttingen-Heidelberg: Springer 1959.

21. —, J. W. Severinghaus, R. Forster, W. A. Briscoe, and D. V. Bates: Respiratory dead space measured by single breath analysis of oxygen, carbon dioxide, nitrogen or helium. J. Clin. Invest. **33**, 41 (1954).

22. Bartels, H., R. Beer, E. Fleischer u. G. Rodewald: Methoden zur Untersuchung des Gasaustausches in der Lunge. Klin. Wschr. **33**, 969 (1955).

23. Barrie, H.: Resuccitation of the newborn. Lancet II, 650 (1963).

24. Barth, L. u. M. Meyer: Moderne Narkose. Stuttgart: Gustav Fischer 1965.

25. Baur, H.: Respiration und Kohlensäurehaushalt. Stuttgart: Friedrich Karl Schattauer 1963.

26. Bellville, J. W., S. W. Howland, J. C. Seed, and R. W. Honda: The effect of sleep on the respiratotry response o carbon dioxide. Anesthesiology **20**, 628 (1959).

27. —, M. C. Gilliland, H. H. Hara, and W. E. Mower: Respiratory carbon dioxide response curve computer. Med. electron. Biol. Engl. **1**, 217 (1963).

28. Bendixen, H. H., L. D. Egbert, J. Hedley-White, M. B. Laver, and H. Pontoppidau: Respiratory care. St. Louis: The C. V. Mosby Comp. 1965.

29. Benzinger, T. u. F. Brauch: Fortlaufende Registrierung der Zusammensetzung der Alveolarluft mit dem Gaswechselschreiber von H. Rein. Klin. Wschr. II. 13, 1852 (1934).

30. Biermann, G.: Kind und Operationstrauma. Anaesthesist **5**, 184 (1956).

31. Blömer, A. u. N. Hahn: Atemwerte der Neugeborenen, Säuglinge und Kinder bis zu 6 Jahren. Jb. Kinderhk. **87**. 466 (1963),

32. Boothby, W. M., J. Berkson, and H. L. Dunn: Studies of the energy of metabolism of normal individuals: a standard for basal metabolism, with a nomogramm for clinical application. Amer. J. Physiol. **116**, 468 (1936).

33. Brady, J. P., E. C. Cotton, and W. Tooley: Chemoreflexes in the newborn infant. Effects of 100 % oxygen on heart rate and ventilation. J. Physiol. **172**, 332 (1964).

34. Brecher, G. A., and Ch. A. Hubey: Pulmonary blood flow and venous return during spontaneous respiration. Circ. Res. **3**, 210 (1955).

35. Bretschger, H. J.: Geschwindigkeitskurve der menschlichen Atemluft. Pflügers Arch. Physiol. **210**, 134 (1925).

36. Brock, J. u. E. Stemmler: Untersuchungen über den kindlichen Brustkorb. Jb. Kinderhk. **51**, 322 (1931).

37. — Biolog. Daten für den Kinderarzt. Bd. I, S. 97. Berlin: Springer 1932. Bd. I, S. 423, 1954 – Bd. II, S. 458 – Bd. III, S. 470.

38. Bruck, A., Ph. Haas u. W. Ulmer: Ein schnellanzeigender Ultrarotabsorptionsschreiber zur fortlaufenden Messung der Kohlensäurekonzentration in der Atemluft. Pflügers Arch. Physiol. **259**, 142 (1954).

39. Bruns, W. T., K. O. Loken, and A. A. Siebens: Respiratory rate, tidal volume and ventilation of newborn infants in the prone and supine positions. Pediatrics **28**, 388 (1961).

40. Bücherl, E. S.: Säure-, Basen- und Elektrolytstoffwechsel, Kreislauf und Ventilation während „Kohlensäureatmung". Anaesthesist **9**, 67 (1960).

41. — Die Bedeutung des intrabronchialen bzw. intraalveolaren Druckes für die Hämodynamik. Anaesthesist **6**, 224 (1957).

42. Bücherl, R.: Spezielle Problematik der Säuglingsanaesthesie bei gesichts- und kieferchirurgischen Eingriffen. Chirurg **33**, 1 (1962).

43. Bühlmann, A.: CO_2-Wirkungen auf Körper-, Lungen- und Gehirnkreislauf. Anaesthesist **9**, 66 (1960).
44. — Gasaustausch bei schwerster körperlicher Arbeit. Physiologie und Pathologie des Gasaustausches in der Lunge. Bad Oeynhausener Gespräche Bd. IV. Berlin-Göttingen-Heidelberg: Springer 1961.
45. —, C. Maier, M. Hegglin, R. Kälin u. F. Schaub: Beziehungen zwischen Lungenfunktion und Lungenkreislauf. Schweiz. med. Wschr. **83**, 1199 (1953).
46. — u. G. Hossli: Die Atemmechanik während künstlicher Beatmung. Thoraxchirurgie **7**, 325 (1959).
47. Buhr, G. u. H. Osten: Eine neue Apparatur zur funktionellen Disgnostik des cardiopulmonalen Systems auf der Grundlage der Integration des Pneumotachogramms mit synchroner Registrierung von 11 Meßgrößen. Zschr. Kreislforsch. **52**, 64 (1963).
48. Bucher, K., L. Dettli u. F. Grün: Problems of gas exchange in the lungs. A method of studying CO_2-transfer. Experientia (Basel) **10**, 230 (1954).
49. Bunker, J. P., R. W. Brewster, R. M. Smith, and H. K. Beecher: Acid-Base-Balance in Infants and Children during Anesthesia. J. Appl. Physiol. **5**, 233 (1952).
50. Burchardi, H., H. N. Herden u. P. Lawin: Kontrollverfahren bei künstlicher Beatmung. Zschr. prakt. Anaesth. und Wiederbelebung **1**, 121 (1966).
51. Busch, G. H.: The Use of Muscle Relaxents in Infants and Children. Brit. J. Anaesth. **35**, 552 (1963).
52. Butler, J.: The adaptation of the relaxed lungs and chest wall to changes in volume. Clin. Sc. **16**, 421 (1957).
53. —, and B. H. Smith: Pressure-volume relationships of the chest in the completely relaxed anesthetised patient. Clin. Sc. **16**, 125 (1957).
54. Campbell, E. J. M., J. B. L. Howell, and B. W. Peckett: Pressure-volume relationships of thorax of anaesthetised human subjects. Comparison of effects of exspiratory resistance and positive pressure inflation. J. Physiol. **136**, 563 (1957).
55. Campbell, J. E., J. F. Nunn, and B. A. Peckett: A comparison of artificial ventilation and spontaneous respiration with particular reference to ventilation bloodflow relationships. Brit. J. Anaesth. **30**, 166 (1958).
56. Chott, F.: Narkoseerfahrungen bei transthorakalen Eingriffen am Neugeborenen (Oesophagusatresien). Anaesth. **2**, 1 (1953).
57. Chu, J. S., P. Dawson, M. Klaus, and A. Y. Sweet: Lung compliance and lung volume measured concurrently in normal full term and premature infants. Pediatrics **34**, 525 (1964).
58. Churchill-Davidson, H. C.: Die Muskelrelaxantien in der klinischen Praxis. Anaesthesist **11**, 282 (1962).
59. —, and R. P. Wise: Neuromuscular transmission in the newborn infants. Anesthesiology **24**, 271 (1963).
60. — Eine Übersicht über die neuro-muskuläre Übertragung. Anaesthesist **9**, 353 (1960).
61. Cole, F.: An endotracheal tube for babies. Anesthesiology **6**, 627 (1945).
62. Collier, C. R., J. E. Affeldt, and A. F. Farr: Continuous rapid infrared CO_2 analysis. Fractional sampling and accuracy in dettermining alveolar CO_2. J. Lab. Clin. Med. **45**, 526 (1955).
63. Collins, V. J.: Principles of Anesthesiology. Philadelphia: Lea & Febiger 1966.
64. Comroe, J. H., R. E. Forster, A. B. Dubois, W. A. Briscoe, and E. Carlsen: Die Lunge. Stuttgart: Friedrich Karl Schattauer 1964.

65. Cook, C. D., R. B. Cherry, D. O'Brien, P. Karlberg, and C. A. Smith: Studies of respiratory physiology in the newborn infant I. Observations on normal and full-term infants. J. Clin. Invest. **34**, 975 (1955).

66. —, H. Barrie, and M. E. Avery: Respiration and Respiratory Problems of the newborn Infant in Levine (Hrsg.): Advances in Pediatrics. Chicago: Year Book Publishers, Duc. 1960.

67. —, J. M. Sutherland, S. Segal, R. B. Cherry, J. Mead, M. B. McIlroy, and C. A. Smith: Studies of respiratory physiology in the newborn infant. III. Measurements of mechanics of respiration. J. Clin. Invest. **36**, 440 (1957).

68. —, and J. F. Hamann: Relation of lung volumes to height in healthy persons between the ages of 5 and 38 years. J. Pediatr. **59**, 710 (1961).

69. Cullen, W. G., G. F. Brindle, and H. R. Griffith: Observations of Carbon Dioxide in Conscious and Anesthetised Subjects Using Liston-Becker Infra-red Analyzer. Canad. Anesth. Soc. J. **3**, 81 (1956).

70. Cunningham, D. J., and B. B. Lloyd (Hrsg.): J. S. Haldane Symposium. Oxford: Blackwell Scientific Publications Ltd. 1962.

71. Davenport, H.: The ABC of Acid Base Chemistry. Chicago: University of Chicago Press 1950.

72. Deming, J., and A. H. Washburn: Respiration in infancy. Amer. J. Dis. Child **49**, 108 (1935).

73. Digby Leigh, M.: Die Anaesthesie in der Pädiatrie. Anaesthesist **5**, 65 (1956).

74. —, C. Jenkins, M. K. Belton, and G. B. Lewis: Continuous alveolar carbon dioxide analysis as a monitor of pulmonary blood flow. Anesthesiology **18**, 878 (1957).

75. Doctov, N. H.: A device for mechanical ventilation suitable for newborn and infants during anaesthesia. Brit. J. Anaesth. **36**, 259 (1964).

76. Döhnhardt, A.: Künstliche Dauerbeatmung. Berlin-Göttingen-Heildeberg: Springer 1955.

77. Don, H. F., and J. G. Robson: The mechanics of the respiratory system during anesthesia. The effect of atropine and carbon dioxide Anesthesiology **26**, 168 (1965).

78. McDonald, I. H., and J. G. Stocks: Prolonged nasotracheal intubation. Brit. J. Anaesth. **37**, 161 (1965).

79. Dripps, R. D., and J. W. Severinghaus: General anesthesia and respiration. Physiol. Rev. **35**, 741 (1955).

80. Drechsler, H.: 1013 Anaesthesien bei Neugeborenen, Säuglingen und Kleinkindern. Med. Diss., Berlin 1966.

81. Drorbaugh, J. E., and W. O. Fenn: A barometric method for measuring ventilation in newborn infants. Pediatrics **16**, 81 (1955).

82. —, S. Segal, J. M. Sutherland, T. E. Oppé, R. B. Cherry, and C. A. Smith: Compliance of lung during first week of life. Amer. J. Dis. Child **105**, 63 (1963).

83. Dubois, A. B.: Alveolar CO_2 and O_2 during breath holding, exspiration and inspiration. J. Appl. Physiol. **5**, 1–12 (1952).

84. —, A. G. Britt, and W. O. Fenn: Alveolar CO_2 during the respiratory cycle. J. Appl. Physiol. **4**, 535 (1952).

85. —, R. C. Fowler, A. Soffer, and W. O. Fenn: Alveolar CO_2-measured by Exspiration into the rapid Infrared Gas Analyzer. J. Appl. Physiol. **4**, 526 (1952).

86. Dunnhill, M. S.: Postnatal growth of the lung. Thorax **17**, 329 (1962).

87. Eccles, J. C., B. Katz, and S. W. Kuffler: Nature of the 'Endplate Potential' in curarized muscle. J. Neurophysiol. **4**, 362 (1953).

88. Eckenhoff, J. E.: Some anatomic considerations of the infant larynx influencing endotracheal anesthesia. Anesthesiology **12**, 408 (1951).

89. Edlinger, E.: Zur Prämedikation in der Kinderanaesthesie. Anaesthesist **12**, 174 (1963).

90. Egbert, L. D., M. B. Laver, and H. H. Bendixen: Intermittent deep Breaths and Compliance during anesthesia in Man. Anesthesiology **24**, 57 (1963).

91. Eger, E. I., and W. K. Hamilton: Positive-negative pressure ventilation with a modified Ayre's T-piece. Anesthesiology **19**, 611 (1958).

92. — Respiratory and circulatory factors in uptake and distribution of volatile anaesthetic agents. Brit. J. Anaesth. **36**, 155 (1964).

93. Elam, J. O., E. S. Brown, and R. H. Ten Pas: Carbon dioxide Homeostasis during anesthesia I. Instrumentation. Anesthesiology **16**, 876 (1955).

94. — — II. Tabal sampling for determination of dead space, alveolar ventilation and carbon dioxide output. Anesthesiology **16**, 886 (1955).

95. — — Ventilation and Carbon Dioxide Elimination. Anesthesiology **17**, 116 (1956).

96. Endo, M. et al.: Clinical analysis of pediatric anesthesia. J. Appl. Anesth. **14**, 398 (1965).

97. Enghoff, H., M. H. Holmdahl, and L. Risholm: Diffusion respiration in man. Nature **168**, 830 (1951).

98. Engström, C. G., P. Herzog, and O. Norlander: A method for the continuous measurement of oxygen consumption in the presence of inert gases during controlled ventilation. Acta Anaesth. Scand. **5**, 115 (1961).

99. — —, and O. P. Norlander: Ventilation nomogramm for the newborn and small children to be used with the Engström respirator. Acta anaesth. Scand. **6**, 175 (1962).

100. Ewerbeck, H.: Der Säugling. Berlin-Göttingen-Heidelberg: Springer 1962.

101. Feuerstein, V.: Grundlagen und Ergebnisse der Venendruckmessung zur Prüfung des zirkulierenden Blutvolumens. Anaesthesiologie und Wiederbelebung **7**. Berlin-Heidelberg-New York: Springer 1965.

102. Fenn, W. O.: Mechanics of respiration. Amer. J. Med. **10**, 77 (1951).

103. Filley, G. F., F. Gregoire, and G. W. Wright: Alveolar and arterial oxygen tensions and the significance of the alveolar-arterial oxygen tensions difference in normal man. J. Clin. Invest. **33**, 517–529 (1954).

104. Fink, B. R.: A nonrebreathing valve of new design. Anesthesiology **15**, 471–474 (1954).

105. Fleisch, A.: Nouvelles méthodes d'étude des échanges a eux et la fonction pulmonaire. Basel: Benno Schwabe & Co. 1954.

106. — Zur Methodik der Pneumotachographie. Pflügers Arch. Physiol. **223**, 364 (1930).

107. — Vergleichende Untersuchungen über Pneumotachographen. Pflügers Arch. Physiol. **227**, 322 (1931).

108. Foregger, R.: Joseph Black and the Identification of carbon dioxide. Anesthesiology **18**, 257 (1957).

109. Fletcher, M., A. Hemingway, R. L. Vasco, and A. O. C. Nieb: Alveolar ventilation studies using the mass spectrometer. Proc. Soc. Exper. Biol. Med. **74**, 13 (1950).

110. Forlani, J.: Neue Narkosemethoden für das Kindesalter. Dtsch. med. Wschr. **85**, 373 (1960).

111. Forrest, W. H., and J. W. Bellville: The effect of sleep plus morphine on the respiratory response to carbon dioxide. Anesthesiology **25**, 137 (1964).

112. Fowler, R. C.: Rapid infrared Gas Analyzer. Rev. Scient. Instruments **20**, 175 (1949).
113. — Rapid infrared Analyzer for CO_2 and other gases. Amer. J. Physiol. **155**, 436 (1948).
114. Frence, G. G.: Hypothermia in newborn. Body Temperatures following anaesthesia. Brit. J. Anaesth. **29**, 390 (1957).
115. Freeman, A., M. St. Pierre, and L. Bachmann: Comparison of spontaneous and controlled breathing during cycloprane Anesthesia in Infants. Anesthesiology **25**, 597 (1964).
116. Frey, R. u. E. Kolb: Fortschritte der Anaesthesiologie. Dtsch. med. Wschr. **89**, 1677 (1964).
117. —, W. Hügin u. O. Mayrhofer: Lehrbuch der Anaesthesiologie. Berlin-Göttingen-Heidelberg: Springer 1955.
118. —, E. Kolb u. U. Henneberg: Allgemeine Anaesthesie in: Handbuch f. plast. Chirurgie, hrg. v. Gabka. Stuttgart: de Gruyter 1965.
119. Fruhmann, G.: Die Bestimmung des absoluten und des physiologischen Totraums im Rahmen der klinischen Lungenfunktionsprüfung. Zschr. klin. Med. **156**, 421 (1961).
120. — Die Bedeutung des arteriell-alveolaren Kohlensäure-Druckquotienten für die Erkennung der Hyperkapnie und des alveolaren Totraums. Verh. Dtsch. Ges. inn. Med. 69. Kongreß, S. 295. München: J. F. Bergmann 1963.
121. Geddes, L. A., H. E. Hoff, D. M. Hickam, and A. G. Moore: The impedance pneumograph. Aerospac Med. **33**, 28 (1963).
122. Geubelle, F., P. Karlberg, G. Koch, J. Lind, G. Wallgren, and C. Wegelius: L'aeration du poumon chez le nouveau-né. Biol. Neonat. **1**, 169 (1959).
123. Gillepsie, N. A.: Endotracheal anaesthesia in infants. Brit. J. Anaesth. **17**, 12 (1939).
124. Gleiss, J.: Die physio-pathologischen Besonderheiten des Säuglingsalters. Anaesthesist **9**, 77 (1960).
125. Goebel, A.: Die Orthologie und Pathologie der Ausscheidung durch die Lunge. In: Handbuch der allgemeinen Pathologie, hrsg. von Büchner, Letterer und Roulet, Bd. **5**, 2. Teil. Berlin-Göttingen-Heidelberg: Springer 1959.
126. Gold, M. I., and M. Helrich: Pulmonary compliance during Anesthesia. Anesthesiology **26**, 281 (1965).
127. — — Mechanics of Breathing during Anesthesia. Anesthesiology **26**, 751 (1965).
128. — — Pulmonary Compliance during Anesthesia. Anesthesiology **26**, 281 (1965).
129. Göpfert, H.: Atemphysiologische Beobachtungen bei Versuchen mit schnellregistrierenden CO_2-Analysatoren. 1. Weltkongreß für Anaesthesiologie, Scheveningen 1955. Anaesthesist **4**, 204.
130. —, W. Raule u. R. Frey: Beobachtungen über die alveolare CO_2-Konzentration und den respiratorischen Stoffwechsel nach Einwirkung muskelerschlaffender Mittel. Anaesthesist **2**, 4 (1953).
131. — u. W. Jacob: Atmungsanalyse durch simultane Registrierung mit Spirometer und schnellanzeigendem CO_2-Analysator. Klin. Wschr. **33**, 958 (1955).
132. — u. R. Frey: Ein schnellanzeigendes Meßgerät für die Kohlensäure in der Atemluft. Langenbeck's Arch. klin. Chir. **279**, 803 (1954).

133. Göpfert, H. u. U. Henneberg: Der Anstieg der CO_2-Konzentration in der Exspirationsluft im Verlauf einzelner Atemzüge. Pflügers Arch. Physiol. **263**, 1 (1956).

134. — — Die unmittelbare Feststellung der alveolaren CO_2-Konzentration bei normaler Atmung und nach Atemstillstand mit einem kleinkammerigen Absorptionsschreiber. Anaesthesist **6**, 15 (1957).

135. Graff, T. D., K. Sewell, H. S. Lim, O. Kantt, R. E. Morris, and D. W. Benson: The ventilatory response of infants to airway resistance. Anesthesiology **27**, 168 (1966).

136. Graham, G. R., D. W. Hill, and J. F. Nunn: Die Wirkung hoher CO_2-Konzentrationen auf Kreislauf und Atmung. Anaesthesist **9**, 70 (1960).

137. Gravenstein, J. S.: Über einen schonenden Narkosebeginn bei Kindern. Anaesthesist **1**, 107 (1952).

138. Gray, J. S.: Pulmonary ventilation and its Physiological Regulation. Amer. Lect. Series No. 63. Springfield 311: Charles C. Thomes 1950.

139. Greuvik, A., and U. Hedstrand: The reliability of pneumotachography in respirator ventilation – An experimental study. Acta anaesth. Scand. **10**, 157 (1966).

140. — —, and H. Sjögren: Problems in pneumotachography. Acta Anaesth. Scand. **10**, 147 (1966).

141. — Respiratory, circulatory and metabolic effects of respirator treatment. Acta Anaesth. Scand. 1966, Suppl. XIX.

142. Griffith, H. R.: Die Lehre der Anaesthesiologie. Anaesthesist **5**, 33 (1956).

143. Griggs, D. E., J. D. Hackney, C. R. Collier, and J. E. Affeld: The rapid diagnosis of ventilatory failure with the CO_2-Analyser. Amer. J. Med. **25**, 31 (1958).

144. Grosse-Brockhoff, F. u. W. Schoedel: Eine Apparatur zur Untersuchung der Veränderungen der alveolären Exspirationsluft in der Ausatmungszeit. Pflügers Arch. Physiol. **238**, 204 (1937).

145. Grusz, K. J.: Über die Erregbarkeit des Atemzentrums bei Kindern bis zu 6 Jahren. Pflügers Arch. Physiol. **280**, 193 (1964).

146. Hadorn, W.: Über die Bestimmung des Exspirationsstoßes (maximale Ausatmungsstromstärke). Eine klinische Methode. J. klin. Med. **140**, 266 (1942).

147. Hahn, N., H. Schönthal, A. Blömer, U. Loebell, K. Dumm u. H. Pfeiffer: Die Messung der exspiratorischen CO_2-Konzentration bei Säuglingen. Pflügers Arch. Physiol. **274**, 422–426 (1961).

148. — u. H. Pfeiffer: Atemhubvolumina und CO_2-Ausscheidung bei Säuglingen in den ersten Lebenstagen. Zschr. Kinderhk. **86**, 326 (1962).

149. — u. A. Blömer: Der Einfluß von 40% O_2 in der Inspirationsluft auf die Atmung bei Kindern von 0–6 Jahren. Anaesthesist **12**, 334 (1963).

150. — — Das Pneumotachogramm bei Säuglingen in den ersten Lebenstagen. Pflügers Arch. Physiol. **275**, 256 (1962).

151. — — Das Pneumotachogramm bei Kindern bis zu sechs Jahren. Pflügers Arch. Physiol. **267**, 545 (1963).

152. Haldane, J. S., and J. G. Priestley: The regulation of the lungventilation. J. Physiol. **32**, 225 (1905).

153. Hale, D. E. (Hrsg.): Anaesthesiology. Oxford: Blackwell scientific publications 1963.

154. Hadda, H. M., Yi-Yung Hsia, and S. S. Gellis: Studies on respiratory rate in the newborn. Its use in the evaluation of respiratory disturbance in infants of diabetic mothers. Pediatrics **17**, 204 (1956).

155. HALL, J. E.: The physiology of respiration in infants and young children. Proc. Roy. Soc. Med. **48**, 761 (1955).

156. HALLOWELL, P.: Endotracheal intubation of infants and children. Internat. Clin. Anesth. **1**, 135 (1962).

157. HAMILTON, W. K., J. S. McDONALD, H. W. FISCHER, and R. BETHORDS: Postoperative Respiratory Complications. A comparison of arterial gas tensions, Radiographs and Physical Examination. Anesthesiology **25**, 607 (1964).

158. HAMM, J.: Methodische Grundlagen atemmechanischer Untersuchungen in der Klinik. Klin. Wschr. **38**, 1093 (1960).

159. — Die klinische Bewertung elastischer und viscöser Atemwiderstände und der Atemarbeit. Klin. Wschr. **38**, 1101 (1960).

160. HANSEN, G.: Eine synoptische elektronische Anlage für die cardiopulmonale Funktionsdiagnostik. SRW-Nachrichten, Heft 29, 1966.

161. HARDER, H. J.: Narkosemethoden für Operationen beim Säugling und Kleinkind. Chirurg **29**, 221 (1958).

162. HARRISON, G. A.: Ayre's T-Piece: A Review of its modifications. Brit. J. Anaesth. **36**, 115 (1964).

163. HARRISON, G. G., A. B. BULL, and H. J. SCHMIDT: Temperature changes in children during general anaesthesia. Brit. J. Anaesth. **32**, 60 (1960).

164. HARRISON, G. A.: The effect of the respiratory flow pattern on rebreathing in a T-piece system. Brit. J. Anaesth. **36**, 206 (1964).

165. HART, M. C., M. M. ORZALESI, and C. D. COOK: Relation between anatomic respiratory dead space and body size and lung volume. J. Appl. Physiol. **18**, 519 (1963).

166. HÄUSLER, H., H. JULICH u. G. LEHMANN: Pneumographische Untersuchungen. Zschr. klin. Med. **154**, 378 (1956).

167. HENNEBERG, U.: Über physiologische und klinische CO_2-Messungen in der Exspirationsluft mit dem Ultrarotabsorptionsschreiber URAS med. Med. Diss., Heidelberg 1955.

168. — u. E. KOLB: Zur Wechseldruckbeatmung intubierter Säuglinge und Kleinkinder mit dem Spülsystem in Kombination mit einem Pulmomaten. Anaesthesist **13**, 55 (1964).

169. — Zur Problematik der fortlaufenden CO_2-Messung in der Atemluft bei Säuglingen und Kleinkindern. Klin. Wschr. **43**, 1178 (1965).

170. — Postoperative Langzeitbeatmung bei Neugeborenen. Zschr. Kinderchirurgie **3** (1966).

171. — Zur Höhe des Frischgasstromes bei Verwendung des Spülsystems Magill-Ayre in der Säuglingsanaesthesie. Anaesthesist **15** (1966).

172. — Vereinfachte intraoperative Wechseldruckbeatmung intubierter Säuglinge durch Anschluß des Spülsystems an einen beliebigen Respirator. Anaesthesist **15** (1966).

173. — Die kontinuierliche Messung des Venendruckes bei plastischen Eingriffen an der Aortenbifurkation. Anaesthesiologie und Wiederbelebung. Berlin-Heidelberg-New York: Springer 1966.

174. — Fortlaufende inspiratorische und exspiratorische CO_2-Messungen in der Neugeborenen- und Säuglingsanaesthesie. Symposium Anaesthesiologiea Internationale Prag 1965.

175. — Probleme der Respirationskontrolle in der Säuglingsanaesthesie. 1. Anaesthesie-Kongreß der Sektion Anaesthesiologie, Berlin 1966.

176. HENNES, H. H. u. F. WALDECK: Über die Durchgängigkeit von Endotrachealtuben für Kleinkinder. Anaesthesist **12**, 66 (1963).

177. Henschel, W. F.: Ursachen, Gefahren und Verhütung der postoperativen Hypoventilation. Anaesthesist 9, 58 (1960).

178. Helliesen, P. J., C. D. Cook, L. Friedlander, and S. Agathon: Studies of respiratory physiology in children. I. Mechanics of respiration and lung volumes in 85 normal children 5 to 17 years of age. Pediatr. 22, 80 (1958).

179. Hercus, V.: Temperature changes during thoracotomy in children, infants and newborn. Brit. J. Anaesth. 32, 476 (1960).

180. Hertz, C. W.: Klinische Anwendung moderner Lungenfunktionsprüfungen und ihre Indikation. Verh. Dtsch. Ges. inn. Med. 69. Kongreß, S. 237. München: J. F. Bergmann 1963.

181. — Eine Methode zur Bestimmung der alveolären Ventilation jeder Lungenseite. Dtsch. Arch. klin. Med. 205, 319 (1958).

182. — Einseitige alv. CO_2-Erhöhung und Durchblutungsgröße jeder Lungenseite beim Menschen. Klin. Wschr. 34, 532 (1956).

183. Herxheimer, H. u. R. Kost: Untersuchungen über den Gasstoffwechsel bei verschiedenen Arten der Hyperventilation. Zschr. klin. Med. 116, 88 (1931).

184. — Simultaneous recording of spirogram and thoracogram. J. Physiol. 108, 39 (1949).

185. Herzog, P. u. O. P. Norlander: Präzisions-Instrument für die Eichung von Pneumotachographen. Anaesthesist 15, 168 (1966).

186. Hill, J. R.: The oxygen consumption of newborn and adult mammels. J. Physiol. 149, 346 (1959).

187. Hill, D. W.: The rapid measurement of respiratory pressures and volumes. Brit. J. Anaesth. 31, 352 (1959).

188. Hochrein, M. u. D. Tille: Zum Nachweis der funktionellen Alterung der Atmung. Med. Welt 1963, 1738.

189. — Praktische Erfahrung im Gebrauch von Pneumotachographen. Pflügers Arch. Physiol. 228, 481 (1931).

190. Hörnicke, H. u. J. Stoffregen: Vergleich von Überdruck-Beatmung und Wechseldruck-Beatmung im Tierexperiment. Langenbeck's Arch. klin. Chir. 283, 185 (1956).

191. Hossli, G.: Die Anwendung der kontinuierlichen Sauerstoffaufnahmemessung während künstlicher Beatmung nach C. G. Engström, P. Herzog und O. P. Norlander. Anaesthesist 11, 136 (1963).

192. Hutchinson, J. H., M. M. Kerr, M. F. M. McPhoil, T. A. Douglas, G. Smith, J. N. Norman, and E. H. Bates: Studies in the treatment of the pulmonary syndrome of the newborn. Lancet 2, 465 (1962).

193. Hutschenreuter, K.: Atemwiderstände gebräuchlicher Endotrachealkatheter. Anaesthesist 11, 163 (1963).

194. Hyatt, R. E., and R. E. Wilcox: Extrathoracic airway resistance in man. J. Appl. Physiol. 16, 326 (1961).

195. Jackson, K.: Psychological preparation as a method of reducing emotional trauma of anesthesia in children. Anesthesiology 12, 293 (1951).

196. James, L. S., and R. D. Rowe: The pattern of response of pulmonary and systemic arterial pressures in newborn infants to short periods of hypoxia. J. Pediat. 51, 5 (1957).

197. Inkster, J. S.: The T-piece technique in anaesthesia. Brit. J. Anaesth. 28, 512 (1956).

198. Irmer, W. u. R. Schunk: Über die Kohlendioxydeliminierung bei Thoraxoperationen in Seitenlagerung mit künstlicher Beatmung und eine methodische Vereinfachung der Gasanalyse nach Haldane. Anaesthesist 1, 58 (1952).

199. Just, O. H. u. H. Lutz: Respiratorische Probleme bei der Anaesthesie im Greisenalter. Anaesthesist **12**, 12 (1963).

200. Katsaros, B., H. H. Loeschke, D. Lerche, H. Schönthal u. N. Hahn: Wirkung der Bicarbonat Alkalose auf die Lungenbelüftung beim Menschen. Bestimmung der Teilwirkungen von pH und CO_2-Druck auf die Ventilation und Vergleich mit den Ergebnissen bei Acidose. Pflügers Arch. Physiol. **271**, 732 (1960).

201. Kaye, R., J. L. Wittenberger, and L. Silverman: Respiratory air flow patterns in children. Amer. J. Dis. Child. **77**, 625 (1949).

202. Karlberg, P., R. B. Cherry, F. Escardo, and G. Koch: Respiratory studies in newborn infants. I. Apparatus and methods for studies of pulmonary ventilation and the mechanics of breathing. Acta Paediat. (Stockh.) **49**, 345 (1960).

203. Keuskamp, D. H. G.: Wechseldruckbeatmung beim Kleinkind und Säugling mittels eines modifizierten Ayre'schen T-Verbindungsstückes. Anaesthesist **12**, 7 (1963).

204. Kilian, H. u. H. Weese: Die Narkose. Stuttgart: G. Thieme 1954.

205. Klaus, M., W. H. Tooley, K. H. Weaver, and J. A. Clements: Lung volume in the newborn infant. Pediatrics **30**, 111 (1962).

206. Klensch, H.: Einführung in die biologische Registriertechnik. Stuttgart: G. Thieme 1954.

207. Knipping, H. W.: Zur Analyse der venösen Alveolarluft. Beitr. Klin. Tbk. **89**, 95 (1937).

208. Kolb, E.: Fortlaufende Messung des Sauerstoffgehaltes eingeatmeter Gasgemische während und nach der Narkose. Med. Diss., Heidelberg 1955.

209. — Anaesthesie und Technik. Berliner Medizin **15**, 84 (1964).

210. — Grundzüge der neuzeitlichen Narkoseverfahren. Dtsch. med. J. **14**, 836 (1963).

211. Kravitz, H., L. Elegant, B. Block, M. Balakitis, and E. Lundeen: The effect of position on the respiratory rate of premature and mature newborn infants. Pediatrics **22**, 432 (1958).

212. Krieger, I.: Studies on mechanics of respiration in infancy. Amer. J. Dis. Child. **105**, 439 (1963).

213. Kronschwitz, H.: Möglichkeiten zur Verringerung des Totraums bei Säuglings- und Kleinkindernarkose. Anaesthesist **9**, 101 (1960).

214. — Einige Besonderheiten in der Neugeborenen- und Säuglingsanaesthesie. Zschr. Kinderchirurg. **2**, 409 (1965).

215. Krug, H. u. L. Schlicher: Die Dynamik des venösen Rückstromes. Leipzig: VEB Georg Thieme 1960.

216. Kucher, R. Mersich u. K. Steinbareithner: Narkoseprobleme bei Kleinkindern in der Kieferchirurgie. Anaesthesist **9**, 96 (1960).

217. Landen, H. C.: Die funktionelle Beurteilung des Lungen- und Herzkranken. Darmstadt: Dr. Dietrich Steinkopff 1955.

218. Landois, L. u. R. Rosemann: Lehrbuch der Physiologie des Menschen. Hrsg. A. V. Rosemann. München-Berlin: Urban & Schwarzenberg, 26. Auflage, Bd. I. 1960.

219. Landolt, H. u. R. Börnstein: Zahlenwerte und Funktionen aus Naturwissenschaft und Technik, Bd. I. Berlin-Göttingen-Heidelberg: Springer 1950.

220. Lehmann, Ch.: Vergleiche zwischen Engström-Narkoserespirator und Dräger-Spiromat. Zbl. Chir. **85**, 1415 (1960).

221. Leigh, M. D., and M. K. Belton: Pediatric anesthesia ed. 2. New York: The Macmillan Co. 1960.

222. Lewis, A., and W. E. Spoerel: A modification of Ayre's technique. Canad. Anaesth. Soc. J. **8**, 501 (1961).

223. Lewis, G. B., M. D. Leigh, and M. K. Belton: Hypothermia in 363 pediatric surgical procedures. Anesth. and Analg. **37**, 20 (1958).

224. Lim, H. S., H. T. Davenport, and J. G. Robson: The response of Infants and Children to muscle Relaxants. Anesthesiology **25**, 161 (1964).

225. Linde, H. W., and A. A. Luric: Infrared analysis for carbon dioxide in respired gases containing cyclo-propane and ether. Anesthesiology **20**, 45 (1959).

226. Lipton, E. L., A. Steinschneider, and Y. B. Richmond: Automatic function in the neonate. Pediatrics **33**, 212 (1964).

227. Loennecken, S. J.: Prämedikation, Narkose und Intubation von Säuglingen und Kleinkindern unter 3 Jahren. Anaesthesist **2**, 152 (1953).

228. Loeschke, H. H.: Beziehungen zwischen CO_2 und Atmung. Anaesthesist **9**, 38 (1960).

229. — Zur Methodik moderner Lungenfunktionsprüfung. Verh. Dtsch. Ges. inn. Med. 69. Kongreß, S. 220. München: J. F. Bergmann 1963.

230. — Über den Gasaustausch in der Lunge. Klin. Wschr. **32**, 145 (1954).

231. — Über den Gasaustausch in der Lunge unter normalen und path. Bedingungen. Arch. physik. Therapie **6**, 69–79 (1954).

232. — Über den Gasaustausch in der Lunge (mit Formeln für resp. Stoffwechsel und Gasaustausch). Klin. Wschr. 32, 145–153 (1954).

233. — u. K. H. Gertz: Über den Einfluß von Wasserstoffionenkonzentration und CO_2-Druck im Liquor cerebrospinalis auf die Atmung. Pflügers Arch. Physiol. **266**, 569 (1957).

234. —, E. Opitz u. W. Schoedel: Eine Methode zur fortlaufenden automatischen Registrierung des alveolaren Sauerstoff- und Kohlensäuregehaltes. Pflügers Arch. Physiol. **243**, 126 (1939).

235. Luft, K.: Über eine neue Methode der registrierenden Gasanalyse mit Hilfe der Absorption ultraroter Strahlen ohne spektrale Zerlegung. Zbl. Techn. Phys. **24**, 97 (1943).

236. Lunn, J. M., L. Molyneux u. E. A. Pask: A device for the measurement of ventilation in young children under general anaesthesia. Anaesthesia **20**, 2, 135 (1965).

237. Macintosh, Sir R. R. (Oxford): Anaesthesia und ihre Lehre. Anaesthesist **5**, 1 (1956).

238. Macintosh, R., W. W. Muskin u. H. G. Epstein: Physik für Anaesthesisten. Heidelberg: Dr. Alfred Hüthig Verlag 1961.

239. Maloney, J. V., and S. W. Handford: Circulatory responses to intermittent positive and negative pressure respirations. J. appl. Physiol. **6**, 453 (1954).

240. —, and J. L. Wittenberger: The direct effects of pressure breathing on the pulmonary circulation. Ann. N.Y. Acad. Sci. **66**, 931 (1957).

241. Mapleson, W. W.: Quantitive prediction of anesthetic concentrations. In: Uptake and Distribution of Anesthetic Agents. Edited by Papper and Kitz. New York: McGraw-Hill, 1963, ca. 9.

242. — The effect of changes of lung characteristics on the functioning of automatic ventilators. Anaesthesia **17**, 300 (1962).

243. Marx, H.: Beobachtungen zur Atemphysiologie Frühgeborener (Frequenz, Rhythmus, CO_2-Ausscheidung). Med. Mschr. 33, 1472 (1959).

244. Mathes, K.: Kreislaufuntersuchungen am Menschen mit fortlaufend registrierenden Methoden. Stuttgart: Thieme 1951.

245. — Pathophysiologie der Diffusion und Perfusion: In. Verh. Dtsch. Ges. Path. **44**, 75 (1960).

246. MATHES, K. u. W. T. ULMER: Untersuchungen über die pathophysiologische Bedeutung des Emphysems I. Verschiedene Emphysemformen. Dtsch. Arch. klin. Med. **204**, 275 (1957).

247. — — II. Emphysem und Störung der Ventilation. Dtsch. Arch. klin. Med. **204**, 284 (1957).

248. — — III. Krankheitsverlauf verschiedener Emphysemformen und deren Beziehung zum chron. CO_2 pulmonale. Dtsch. Arch. klin. Med. **204**, 298 (1957).

249. — — Fortlaufende Registrierung des CO_2-Gehaltes der Exspirationsluft mit dem Infrarotanalysator. In: Jahrbuch der Wissenschaftlichen Gesellschaft für Luftfahrt 1954.

250. MEURATH, J.: Pathophysiologie der Atmung in der Lungenchirurgie. Stuttgart: Thieme 1955.

251. McILROY, M. B., and E. S. TOMLINSON: The mechanics of breathing in newly born babies. Thorax **10**, 58 (1955).

252. MEAD, J.: Control of respiratory frequency. J. appl. Physiol. **15**, 325 (1960).

253. MECHELKE, K., E. NUSSLER u. W. ULMER: Über den Einfluß erhöhter alveolärer Kohlensäuredrucke auf den Blutdruck und die Stromstärke im großen und kleinen Kreislauf. Zschr. Kreisl.forsch. **47**, 596 (1958).

254. MILLER, H. C., and F. C. BEHRLE: The effects of hypoxia on the respiration of newborn infants. Padiatrics **14**, 93 (1954).

255. —, and N. W. SMULL: Studies of respiratory insufficiency in infants. I. Correlation of tidal and minute volume with the trend of the respiratory rates in premature infants. Pediatrics **19**, 224 (1957).

256. MILLER, C. H., and E. V. CONKLIN: Clinical evaluation of respiratory insufficiency in newborn infants. Pediatrics **16**, 427 (1955).

257. MORROW, P. E., and R. E. VOSTEEN: Pneumotachographic studies in man and dog incorporating a portable wireless transducer. J. Appl. Physiol. **5**, 348–360 (1953).

258. MOSELEY, J. H., and D. E. ARGENT: Rescuscitation of the newborn. Lancet **2**, 200 (1963).

259. MUNRO, J. A., and C. F. SCURR: The Starling pump as a ventilator for infants and children. Anaesthesia **16**, 151 (1961).

260. MUNSON, E. S., M. FARNHAM, and W. K. HAMILTON: Studies of respiratory gas flows. A Comparison Using Different Anesthetic Agents. Anesthesiology **24**, 61 (1963).

261. MUSHIN, W. W., L. RENDELL-BAKER u. P. W. THOMPSON: Automatische Ventilation der Lungen. Berlin: Akademie-Verlag 1962.

262. —, W. W. MAPLESON, and J. N. LUNN: Problems of automatic ventilation in infants and children. Brit. J. Anaesth. **34**, 514 (1962).

263. MUYSERS, K., F. SIEHOFF u. G. WORTH: Anwendungsmöglichkeiten der Massenspektrometrie in der Lungenfunktionsdiagnostik. Klin. Wschr. **38**, 490 (1960).

264. — — — Formanalysen von exspiratorischen Sauerstoff- und Kohlensäuredruckkurven. Klin. Wschr. **40**, 281 (1962).

265. NAHAS, G. G., and B. R. FINK (Hrsg.): Regulation of respiration. Ann. N.Y. Acad. Sc. 1961/62.

266. NGAI, S. H., and E. M. PAPPER: Metabolic effects of Anesthesia. Springfield, Ill.: Charles C. Thomas, Publisher 1962.

267. NEERGARD, K. u. R. WIRZ: Die Messung der Strömungswiderstände in den Atemwegen des Menschen, insbesondere beim Asthma und Emphysem. Zschr. klin. Med. **105**, 51 (1927).

268. NELSON, N. M., L. S. PROD'HOM, R. B. CHERRY, P. J. LIPSITZ, and C. A. SMITH: Pulmonary function in the newborn infant: The alveolar-arterial oxygen gradient. J. appl. Physiol. **18**, 534 (1963).

269. — Pulmonary function in the newborn infant. Methods: ventilation and gaseous metabolism. Pediatrics **30**, 963 (1962).

270. —, L. S. PROD'HOM, R. B. CHERRY, P. J. LIPSITZ, and C. A. SMITH: Pulmonary function in the newborn infant. II. Perfusion-estimation by analysis of the arterial-alveolar carbon dioxide difference. Pediatrics **30**, 975 (1962).

271. NEUHAUS, G.: Methodisches zur Gewinnung von Alveolarluft beim Patienten, insbesondere beim Asthmatiker. Zschr. exper. Med. **119**, 14 (1952).

272. NICOLE, R.: Chirurgie des Säuglings. Anaesthesist **9**, 83 (1960).

273. NIGHTINGALE, D. A., and C. C. RICHARDS: Volume-pressure relations of the respiratory system of curarized infants. Anesthesiology **26**, 710 (1965).

274. — —, and A. GLASS: An evaluation of rebreathing in a modified T-piece system during controlled ventilation of anaesthetized children. Brit. J. Anaesth. **37**, 762 (1965).

275. NOE, F. E.: Computer analysis of curves from an infrared CO_2-analyser and screen-type airflow meter. J. appl. Physiol. **18**, 149 (1963).

276. NORLANDER, O. P., and C. G. ENGSTRÖM: A new method for Analysis of Respiratory Work. Acta Anaesth. Scand. **6**, Suppl. XII, 19 (1962).

277. NOYONS, A. K.: Méthode physique pour la détermination du CO_2 dans l'air respiratoire. Arch. néerl. Physiol. **7**, 488 (1922).

278. NUNN, J. F.: Elimination of carbon dioxide by the body. Anesthesiology **21**, 620 (1960).

279. —, and D. W. HILL: Respiratory dead space and arterial end-tidal CO_2 tension difference in anesthetized man. J. appl. Physiol. **15**, 383 (1960).

280. —, and H. C. NEWMANN: Inspired gas, rebreathing and apparatus dead space. Brit. J. Anaesth. **36**, 5 (1964).

281. — Ventilation and end-tidal carbon dioxide tension. Anesthesia **13**, 124 (1958).

282. OEHMIG, H.: Methoden moderner Operations- und Narkoseüberwachung. Jahrbuch 1962 des Marburger Universitätsbundes.

283. — Hinweise zum Betrieb des Carbovisors. Anaesthesist **6**, 195 (1957).

284. OKMIAN, L. G.: Direct measurement of pulmonary ventilation in newborn and infants during artificial ventilation with the Engström Respirator. Acta anaesth. Scand. **7**, 155 (1963).

285. —, G. WALLGREN, and A. WABLIN: Artificial ventilation by respirator for newborn and small infants during anaesthesia. A study of two methods for the determination of the pulmonary ventilation and an appraisal of ventilatory standards used. Acta anaesth. Scand. **10**, 203 (1966).

286. — Artificial ventilation by Respirator for newborn infants during anaesthesia. Acta anaesth. Scand. **7**, 31 (1963).

287. OLIVER, T. K., and P. KARLBERG: Gaseous metabolism in newly born human infants. Amer. J. Dis. Child. **105**, 427 (1963).

288. OPITZ, E.: Entthronung der Kohlensäure? Betrachtung über Atemregulation. Klin. Wschr. **1941**, 1161.

289. OSTEN, H.: Die atemmechanische Analyse am offenen Spirometersystem. Klin. Wschr. **41**, 606 (1963).

290. OTIS, A. B., H. RAHN, M. BRONTMAN, L. J. MULLINS, and O. W. FENN: Ballistocardiographic study of changes in cardiac output due to respiration. J. clin. Invest. **25**, 413 (1946).

291. —, W. O. FENN, and H. RAHN: Mechanics of breathing in man. J. appl. Physiol. **2**, 592 (1950).

292. Papadopoulos. C, N., and A. S. Keats: The metabolic Acidosis of Hyperventilation produced by controlled Respiration. Anesthesiology **20**, 69 (1959).

293. Pappenheimer, J. R., J. H. Comroe, A. Cournand, J. K. W. Ferguson, G. F. Filley, W. Fowler, S. J. Gray, H. F. Helmholtz, A. B. Otis, H. Rahn, and R. Riley: Standardisation of definitions and symbols in respiratory physiology. Fed. Proc. **9**, 602 (1950).

294. Payne, J. P.: Anaesthetic management for the repair of oesophageal atresia in the newborn. Brit. J. Anaesth. **27**, 388 (1955).

295. Pender, J. W.: Endotracheal Anesthesia in Children. Advantages and Disadvantages. Anesthesiology **15**, 495 (1954).

296. Pfeifer, H., H. Schönthal u. N. Hahn: Besonderheiten bei der Intubationsnarkose von Kleinstkindern. Anaesthesist **11**, 160 (1962).

297. Pflüger, H.: Respiratorische Veränderungen bei intravenöser Narkose. Anaesthesist **9**, 56 (1960).

298. — Anaesthesiologische Gesichtspunkte zur Operation der Lippen-Kiefer-Gaumenspalten. Anaesthesist **7**, 294 (1958).

299. Polgar, G.: Comparison of methods for recording respiration in newborn infants. Pediatric **36**, 861 (1965).

300. — Airway resistance in the newborn infant. J. Pediatr. **59**, 915 (1961).

301. Pols, W. M.: Pneumotachography. Acta Anaesth. Scand. **6**, Suppl. XI, 171 (1962).

302. Potts, W. J.: The surgeon and the child. Philadelphia & London: W. B. Saunders Company 1959.

303. Price, H. L.: The effect of carbon dioxide on the cardiovascular system. Anesthesiology **21**, 652 (1960).

304. Proctor, D. F., and J. B. Hardy: Studies of respiratory airflow; significance of the normal pneumotachographie. Bull. Johns. Hopkins Hosp. **85**, 254 (1949).

305. Prod'hom, L. S., H. Levison, R. B. Cherry, J. E. Drorbaugh, J. P. Hubbell, and C. A. Smith: Adjustment of ventilation, intrapulmonary gas exchange and acid-base balance during first day of life. Pediatrics **33**, 632 (1964).

306. Proenca, J. u. J. Wenner: Zur Bestimmung der alveolären CO_2-Spannung im Säuglingsalter. Klin. Wschr. **40**, 898 (1962).

307. Puschel, E.: Über die Spirometrie und ihre Ergebnisse im Kindesalter. Erg. inn. Med. **61**, 786 (1942).

308. Rackow, H.: Pulmonary function in the normal Infant. Anesthesiology **25**, 593 (1964).

309. Radford, E. P.: Ventilation standards for use in artificial respiration. J. appl. Physiol. **7**, 451 (1955).

310. Rahn, H. u. A. B. Otis: Method for continuous analysis of alveolar air. J. appl. Physiol. **1**, 717 (1949).

311. Ramwell, P. W.: Infrared analysis of carbon dioxide during anesthesia. Brit. J. Anesth. **29**, 156 (1957).

312. —, and J. B. Dawson: Calibration of infrared gas analysers for use in estimation of carbon dioxide. Phys. Med. Biol. **2**, 280 (1958).

313. Rau, G., H. Behn, W. Gebhardt, P. H. Rossier u. A. Bühlmann: Atemmechanische Untersuchungen am Lungenmodell, bei Lungengesunden und bei Patienten mit obstruktivem Emphysem. Schweiz. med. Wschr. **87**, 374 (1957).

314. Reardon, H. S., M. L. Baumann, and E. J. Haddad: Respiratory alkalosis: A frequent phenomenon observed in newborn infants. J. Dis. Child. **88**, 371 (1954).

315. REES, J. G.: Anaesthesia in the newborn. Brit. med. J. **1950** II, 4694, 1419.
316. — Paediatric anaesthesia. Brit. J. Anaesth. **82**, 132 (1960).
317. REICHEL, G. u. H. P. HARFELDT: Untersuchungen über die Art der durch Narkose bedingten Gasaustauschstörungen der Lunge. Anaesthesist **11**, 231 (1963).
318. — u. W. T. ULMER: Das Verhalten des alveolären und venösen Kohlensäuredruckes bei Hyperventilation. Med. Welt **1960**, 1256.
319. — Die Gasaustauschstörungen in der Lunge, ihre Ursachen und ihr Nachweis. Hippokrates **34**, 723 (1963).
320. — Postoperative respiratorische Funktionsausfälle nach intracardialen Eingriffen und die Möglichkeit ihrer Behandlung. Langenbeck's Arch. klin. Chir. **304**, 865 (1963).
321. REIN, H. u. A. HEMPEL: Eine registrierende Gasuhr. Z. Biol. **96**, 35 (1935).
322. RENOVANZ, H. D.: Spirographische Untersuchungen zur Lungenfunktion bei Kindern und Jugendlichen. Zschr. Kinderhk. **81**, 494 (1958).
323. RESSEL, G.: Zur Atemfrequenzabhängigkeit des alv. Drucks bei der autom. Narkosebeatmung. Anaesthesist **5**, 23 (1956).
324. — Über eine Modifikation der Ayre'schen Kindernarkosetechnik mit vergleichenden experimentellen Untersuchungen des Exspirationswiderstandes und der Atemgasflüchtigkeit. Anaesthesist **5**, 68 (1956).
325. REUSS, A.: Physiologie und Pathologie des Neugeborenen. München und Berlin: Urban & Schwarzenberg 1955.
326. REVELL, D. G.: Circulator to eliminate mechanical dead space in circle absorption systems. Canad. Anaesth. Soc. J. **6**, 98 (1959).
327. REYNOLDS, R. N.: A pulmonary ventilator for infants. Anesthesiology **25**, 712 (1964).
328. —, and B. E. ETSTEN: Mechanics of Respiration in Apulic Anesthetized Infants. Anesthesiology **27**, 13 (1966).
329. RICHARDS, C. C., and L. BACHMANN: Lung and chest wall compliance of apulic paralyzed infants. J. clin. Invest. **40**, 273 (1961).
330. RIEGEL, K.: Die arteriellen Blutgase im 1. Lebensjahr. Klin. Wschr. **41**, 249 (1963).
331. RILEY, R. L., and A. COURNAND: Ideal alveolar air and the analysis of ventilation-perfusion relationships in the lungs. J. appl. Physiol. **1**, 825 (1949).
332. RITSEMA VAN ECK, C. R.: Kontinuierliche Messung der Kohlensäure in der Exspirationsluft. Anaesthesist **2**, 3 (1953).
333. RIVERA, L. M., and G. L. SNIDER: Ventilatory studies in pre school children I. Peak exspiratory flowrate in normal and abnormal pre school children. Pediatrics **30**, 117 (1962).
334. ROBERTS, H., and N. W. PLEASE: The respiratory minute volume in the newborn infant. Amer. J. obstet. Gynec. **65**, 33 (1958).
335. ROBINSON, J. S.: Some biochemical effects of passive hyperventilation. Brit. J. Anaesth. **33**, 69 (1961).
336. RODEWALD, G.: Vergleichende Untersuchungen über Ventilation und Gasaustausch nach Operationen. Langenbeck's Arch. klin. Chir. **301**, 532 (1962).
337. ROSSIER, P. H., A. BÜHLMANN u. K. WIESINGER: Physiologie und Pathophysiologie der Atmung. Berlin-Göttingen-Heidelberg: Springer 1956.
338. RÜGHEIMER, E.: Die maschinelle Beatmung bei Neugeborenen und Kleinkindern. Thoraxchirurgie **9**, 160 (1961).
339. SAFAR, P., and L. A. ESCARRAGA: Compliance in apueic anaesthesized adults. Anaesthesiology **20**, 283 (1959).

340. SAFAR, P.: Respiratory Therapy. Clinical Anesthesia. Oxford: Blackwell
     Scientific Publications 1965.
341. SALANITRE, E., and H. RACKOW: Respiratory complications associated with
     the use of muscle relaxants in young infants. Anesthesiology **22**, 194
     (1961).
342. SAUERWEIN, W.: Narkoseprobleme bei Säugling und Kleinkind. Zbl. Chir.
     87, 1196 (1962).
343. SEUSING, J. u. H. CH. DRUBE: Zur Bestimmung der Ventilationsgröße bei der
     künstlichen Beatmung mit dem URAS. Klin. Wschr. **1955**, 1052–53.
344. SEVERINGHAUS, J. W., and S. C. CULLEN: Depression of myocardium and
     body oxygen consumption with Fluothane. Anesthesiology **19**, 165
     (1958).
345. — Methods of measurements of blood and gas carbon dioxide during
     Anesthesia. Anesthesiology **21**, 717 (1960).
346. — CO_2-Spannung und Perfusion im Gewebe. Anaesthesist **9**, 50 (1961).
347. —, C. P. LARSON, and E. J. EGER: Correction factors for infrared carbon
     dioxide pressure broadening by nitrogen nitrous oxide and cyclopropan.
     Anesthesiology **22**, 429 (1961).
348. — Role of lung factors. In: Uptake and Distribution of Anesthetic agents.
     Edited by Papper and Kitz, New York: McGraw-Hill 1963.
349. SILVERMANN, L., and J. L. WHITTENBERGER: Clinical Pneumotachograph.
     In: Methods in Medical Research, Vol. 2, Comroe, J. H. Jr. Editor.
     Chicago: Yearbook Publishers Inc. 1950.
350. SLATER, H. M., and C. R. STEPHEN: Anesthesia for Infants and Children.
     Nonrebreathing Technic. Amer. Med. Ass. Arch. of Surg. **62**, 251 (1951).
351. SMITH, C. A.: The physiology of the newborn infant. Oxford: Blackwell
     Scientific Publications 1958.
352. SMITH, R. M.: Indications for endotracheal anesthesia in pediatric anesthesia.
     Anesth. and Analg. **33**, 107 (1954).
353. — Anesthesia for Infants and Children. St. Louis: The C. V. Mosby Comp.
     1963.
354. SMITH, W. D. A.: The measurement of uptake of nitrous oxide by pneumo-
     tachogramm. Apparatus, methods and accuracy. I. Brit. J. Anaesth. **36**,
     363 (1964).
355. — dto. Brit. J. Anaesth. **35**, 224 (1963).
356. — dto. Brit. J. Anaesth. **36**, 696 (1964).
357. SMYTHE, P. M.: Studies of neonatal tetanus and on pulmonary compliance of
     the totally relaxed infant. Brit. Med. J. **1963**, 565.
358. SOKOLOFF, L.: The effects of carbon dioxide on the cerebral circulation.
     Anesthesiology **21**, 664 (1960).
359. SPOLDING, J. M. K., and A. C. SMITH: Clinical Practice and Physiology of
     artificial respiration. Oxford: Blackwell Scientific Publications 1963.
360. SUSKIND, M., and H. RAHN: Relationship between cordiac output and
     ventilation and gas transport with particular reference to anesthesia.
     J. appl. Physiol. **7**, 59 (1954).
361. SUTHERLAND, J. M., and J. W. RATCLIFF: Crying vital capacity. Amer. J.
     Dis. Child. **101**, 67 (1961).
362. SWENSON, S. A.: Management of the Engström respirator in early infancy.
     Arch. Dis. Child. **37**, 156 (1962).
363. SWYER, P. R., R. C. REIMANN, and J. J. WRIGHT: Ventilation and ventilatory
     mechanics in the newborn. J. Pediatr. **56**, 612 (1960).
364. SYKES, M. K.: Rebreathing during controlled respiration with the Magill
     attachment. Brit. J. Anaesth. **31**, 247 (1957).

365. Sykes, M. K.: Prolonged intubation in neonatal tetanus. Anaesthesia **15**, 4 (1960).

366. Schäfer, K. E.: Respiratory pattern and respiratory response to CO_2. J. appl. Physiol. **13**, 1 (1958).

367. Schaefer, K. E.: Atmung. In: Landois:Rosemann: Lehrbuch der Physiologie des Menschen, Bd. I. München: Urban & Schwarzenberg, 26. Auflage 1960.

368. Scherrer, M. u. J. Holder: Gasaustausch und Hämodynamik bei künstlicher Beatmung. Schweiz. med. Wschr. **87**, 1509 (1957).

369. — Störungen des Gasaustausches in der Lunge. Bern und Stuttgart: Huber 1961.

370. Schmitz, Th.: Die Anaesthesie bei Neugeborenen und Säuglingen. Anaesthesist **9**, 91 (1960).

371. Schneider, H.: Besondere Probleme bei Verwendung von Respiratoren zur Narkose von Neugeborenen und Kleinkindern. Anaesthesist **15**, 118 (1966).

372. Schmidt, C. F.: Respiration. In: Bord, P., Medical Physiology. St. Louis: S. V. Mosby Co. 1956.

373. Scholander, P. E.: Analyzer for accurate estimation of respiratory gases in one half cubic centimeters samples. J. Biol. Chem. **167**, 235 (1947).

374. Schönthal, H. u. N. Hahn: Die funktionelle Residualkapazität bei Kindern. Anaesthesist **10**, 339 (1961).

375. — —, K. Dumm u. H. Pfeiffer: Experimenteller Beitrag zur Stenoseatmung bei Säuglingen. Anaesthesie **11**, 235 (1962).

376. Schorer, R.: Auswirkungen der Atemmechanik auf den Kreislauf. Anaesthesiologie und Wiederbelebung Bd. 10. Berlin-Heidelberg-New York: Springer 1965.

377. Schröder, H. u. N. Laumann: Zur Methodik der fortlaufenden Atmungs- und Kreislaufüberwachung in der Narkose. Anaesthesist **7**, 337 (1958).

378. Schulz, U.: CO_2-Messungen in der Atemluft narkotisierter Neugeborener, Säuglinge und Kleinkinder im Alter von 0–5 Jahren mit dem URAS-M und einem Analysensammler (Entwicklung des Fraktionsverfahrens). Med. Diss., Berlin 1966.

379. Stahlmann, M.: Ventilation control in the newborn: carbon dioxide tension and output. Amer. J. Dis. Child. **101**, 216 (1961).

380. —, and N. J. Meece: Pulmonary ventilation and diffusion in the human newborn infant. J. clin. Invest. **36**, 1081 (1957).

381. Stead, A. L.: Response of newborn infants to muscle relaxants. Brit. J. Anaesth. **27**, 124 (1955).

382. Stephen, C. R., and H. M. Slater: Nonresisting, nonrebreathing valve. Anesthesiology **9**, 550–552 (1948).

383. Stephen, R. M., S. J. Dent, K. D. Hall, P. R. Knox and V. C. North: Body temperature regulation during anesthesia in infants and children. J. Amer. Med. Ass. **174**, 1599 (1960).

384. Stephen, C. R.: Elements of pediatric anaesthesia. Springfield, Ill.: Ch. C. Thomas 1954.

385. Stoffregen, J.: Atmungs- und Beatmungsprobleme bei der Kleinkindernarkose. Anaesthesie **9**, 300 (1960).

386. Stow, R. W.: Systematic errors in infrared analysis for carbon dioxide in respiratory gas mixtures. Fed. Proc. **11**, 155 (1952).

387. Strong, L. B.: Alveolar gas and anatomical dead-space measurements in normal newborn infants. Clin. Sc. **21**, 107 (1961).

388. Telford, J., and A. L. Keats: Suceinylcholine in cardiovascular surgery of infants and children. Anesthesiology **18**, 841 (1957).

389. Tenney, S. M., and T. W. Lamb: Physiological consequences of hypoventilation and hyperventilation. Handbook of Physiology, Section 3: Respiration, Vol. II. Washington D. C.: American Physiological Society 1965.

390. Theye, R. A.: Chromatographic analysis of expired air containing halothane. Anesthesiology 25, 75 (1964).

391. Tooley, W. H., M. Klaus, C. Costley, W. Way, and R. Rock: The lung and acid-base balance in the newborn infants. Amer. J. Dis. Child. 104, 520 (1962).

392. Tunstall, M. E.: Neonatal resuscitation. Brit. J. Anaesth. 36, 591 (1964).

393. Ulmer, W. T.: Die Bedeutung der intra- und postoperativen Kohlensäuredruckmessung an Hand klinischer Erfahrung. Anaesthesist 9, 60 (1961).

394. —, G. Reichel, W. Ey u. W. Schwab: Der alveoläre Gasaustausch bei Beatmung mit dem Emerson-Plastikbeatmungshemd. Anaesthesist 11, 270 (1962).

395. — Untersuchungen zur Analyse der alveolären Ventilationsstörung beim chronischen cor pulmonale. Verh. Dtsch. Ges. Kreisl. forsch. 21, 360 (1955).

396. — u. G. Reichel: Untersuchungen zum alveolär/arteriellen Kohlensäuregradienten. Physiologie und Pathologie des Gasaustausches in der Lunge. Bad Oeynhausener Gespräche. Berlin-Göttingen-Heidelberg: Springer 1961.

397. Voss, T. J.: Deadspace in paediatric anaesthetic apparatus. Brit. J. Anaesth. 35, 454 (1963).

398. Wawersik, J.: Aktuelle Narkoseprobleme bei Säuglingen und Kleinkindern. Anaesthesist 13, 228 (1964).

399. — Pneumotachographie. Anwendungsmöglichkeiten und methodische Grundlage im Rahmen anaesthesiologischer Probleme bei Säuglingen und Kleinkindern. Anaesthesist 14, 259 (1965).

400. Webster, J. L.: Observations on the accuracy of the rebreathing method for measurement of arterial carbon dioxide tension in anaesthetised children. Brit. J. Anaesth. 37, 111 (1965).

401. Weis, K. H.: Die Halothankonzentration unter positiver Druckbeatmung mit einem ventillosen Narkosesystem für Säuglinge. Anaesthesist 12, 205 (1963).

402. Weisbrot, I. M., L. S. James, C. E. Prince, D. A. Holiday, and V. Apgor: Acid-base homeostasis of the newborn infant during the first 24 hours of life. J. Pediat. 52, 395 (1958).

403. Wenner, J., R. Beer u. E. Doll: Die arteriellen Kohlensäurewerte des Säuglings und ihre Berechnung aus blutgasanalytischen Daten, die im Blut d. Sinus sagittalis superior bestimmt wurden. Arch. Kinderhk. 156, 7 (1957).

404. Wiesener, H.: Entwicklungsphysiologie des Kindes. Berlin-Heidelberg-New York: Springer 1964.

405. Whittenberger, J. L. (Hrsg.): Artificial respiration. Theory and Applications. Hoeber Medical Division. New York: Harper & Bros. 1962.

406. Wilson, L. A., and G. A. Harrison: Pulmonary Ventilation in Children during Halothane Anesthesia. Anesthesiology 25, 613 (1964).

407. Wilton, T. N. P., and F. Wilson: Neonatal Anaesthesia. Oxford: Blackwell Scientific Publications 1965.

408. — Anesthesia for oesophageal surgery in infants and children. Curr. Res. Anesth. Analg. 31, 267 (1952).

409. Woolmer, R. F.: Kohlensäure-Homeostase während der Narkose. Anaesthesist 9, 47 (1960).

410. WULF, H.: Atmungsanalyse bei Neugeborenen. 1. Mitteilung: Alveoläre CO$_2$-Spannung, Atemfrequenz und Atemzeitquotient. Arch. Kinderhk. **161**, 122 (1960).

411. WYSS, O. A. M.: Die nervöse Steuerung der Atmung. Erg. d. Physiologie, biologischen Chemie und experimentellen Pharmakologie, Bd. 54. Berlin-Göttingen-Heidelberg: Springer 1964.

412. ZEILHOFER, R.: Die Differentialdiagnose von Störungen der Atemmechanik an Hand des statischen und dynamischen Volumen-Druck-Koeffizienten. Klin. Wschr. **38**, 1013 (1960).

413. ZINDLER, M.: Narkose für Säuglinge und Kleinkinder bei großen chirurgischen Eingriffen. Anaesthesist **2**, 152 (1953).

414. —, and M. V. DEMING: The anesthetic management of infants for the surgical repair of congenital atresia of the esophagus with tracheoesophageal fistela. Anesth. and Analg. **32**, 180 (1953).

Druck: Universitätsdruckerei Mainz GmbH

Erschienene Bände :

1 Resuscitation Controversial Aspecta. Chairman and Editor: Peter Safar. VI, 64 pages, 1963. DM 10,—

2 Hypnosis in Anaesthesiology. Chairman and Editor: Jean Lassner. VIII, 51 pages, 1964. DM 8,50

3 Schock und Plasmaexpander. Herausgegeben von K. Horatz und R. Frey. 60 Abb., VIII, 154 Seiten, 1964. DM 18,—

4 Die intravenöse Kurznarkose mit dem neuen Phenoxyessigsäurederivat Propanidid (Epontol). Herausgegeben von K. Horatz, R. Frey und M. Zindler. 163 Abb., XII, 318 Seiten, 1965. DM 21,—

5 Infusionsprobleme in der Chirurgie. Unter dem Vorsitz von M. Allgöwer. Leiter und Herausgeber: U. F. Gruber. 14 Abb., IX, 108 Seiten, 1965. DM 7,20

6 Parenterale Ernährung. Herausgegeben von K. Lang, R. Frey und M. Halmágyi. 47 Abb., X, 156 Seiten, 1966. DM 19,60

7 Grundlagen und Ergebnisse der Venendruckmessung zur Prüfung des zirkulierenden Blutvolumens. Von V. Feurstein. 21 Abb. und 2 Tab., VIII, 37 Seiten, 1965. DM 9,60

8 Third World Congress of Anaesthesiology. 46 Fig. and 10 Tables, XI, 173 pages, 1966. DM 24,—

9 Die Neuroleptanalgesie. Herausgegeben von W. F. Henschel. 80 Abb., XII, 207 Seiten, 1966. DM 36,—

10 Auswirkungen der Atemmechanik auf den Kreislauf. Von R. Schorer. 17 Abb., VIII, 58 Seiten, 1965. DM 14,—

11 Der Elektrolytstoffwechsel von Hirngewebe und seine Beeinflussung durch Narkosemittel. Von W. Klaus. 26 Abb., VIII, 97 Seiten, 1967. DM 20,—

12 Sauerstoffversorgung und Säure-Basenhaushalt in tiefer Hypothermie. Von P. Lundsgaard-Hansen. 15 Abb., VIII, 91 Seiten, 1966. DM 18,—

13 Infusionstherapie. Herausgegeben von K. Lang, R. Frey und M. Halmágyi. 115 Abb., VIII, 246 Seiten, 1966. DM 39,60

14 Die Technik der Lokalanaesthesie. Von H. Nolte. 29 Abb., VIII, 53 Seiten, 1966. DM 6,—

15 Anaesthesie und Notfallmedizin. Herausgegeben von K. Hutschenreuter. 94 Abb., XII, 286 Seiten, 1966. DM 48,—

16 Anaesthesiologische Probleme der HNO-Heilkunde und Kieferchirurgie. Herausgegeben von K. Horatz und H. Kreuscher. 3 Abb., VIII, 39 Seiten, 1966. DM 9,60

17 Probleme der Intensivbehandlung. Herausgegeben von K. Horatz und R. Frey. 50 Abb., XII, 119 Seiten, 1966. DM 19,80

18 Fortschritte der Neuroleptanalgesie. Herausgegeben von M. Gemperle. 60 Abb., und 27 Tab. X, 148 Seiten, 1966. DM 19,80

19 Örtliche Betäubung. Plexus brachialis: Sir Robert R. Macintosh und W. W. Mushin. 32 Abb., VIII, 32 Seiten, 1967. DM 12,—